Experimentelle Medizin, Pathologie und Klinik

Band 31

Herausgegeben von

R. Hegglin † · F. Leuthardt · R. Schoen · H. Schwiegk
A. Studer · H. U. Zollinger

Andreas M. Ganzoni

Kinetik und Regulation der Erythrocytenproduktion

Experimentelle Untersuchungen an der normalen
und anämischen Ratte

Mit 43 Abbildungen

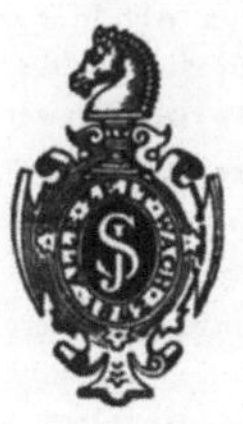

Springer-Verlag Berlin Heidelberg GmbH 1970

Privatdozent *Dr. A. Ganzoni*, Oberarzt am Kantonspital Zürich
Med. Universitäts-Poliklinik, CH – 8006 Zürich, Rämistraße 100

Habilitationsschrift
zur Erlangung der Venia legendi
der Medizinischen Fakultät der Universität Zürich

Die Arbeit des Autors wurde ermöglicht durch ein Stipendium sowie zwei Forschungsbeiträgen (Nr. 5068 und 3 89 69) des Schweiz. Nationalfonds zur Förderung der wissenschaftlichen Forschung

ISBN 978-3-540-04813-8   ISBN 978-3-662-12145-0 (eBook)
DOI 10.1007/978-3-662-12145-0

*Meinem verehrten Lehrer
Robert Hegglin*

Inhaltsverzeichnis

1. Einleitung und Übersicht

Während der Entwicklung höherer Organismen erfolgte die Ausbildung von Zellen, die den Gasaustausch zwischen Umgebung und Körpergeweben erleichtern. Die Farbe des in diesen Zellen konzentrierten, Sauerstoff transportierenden Hämoproteins verlieh ihnen die Bezeichnung Erythrocyten. Die Gesamtheit der Hämoglobin synthetisierenden und transportierenden Zellen bilden das Erythron. Topographisch verteilt sich dieses auf die Orte der Zellbildung im hämopoietisch aktiven Knochenmark und auf den intravasculären Raum. Entsprechend lassen sich verschiedene Zellpopulationen oder -kompartimente unterscheiden. Es sind dies zum mindesten drei: das Kompartiment der undifferenzierten Vorläuferzellen, dasjenige der erythropoietischen Maturation oder Differenzierung und jenes der reifen, zirkulierenden Erythrocyten, Träger der spezifischen Funktion. Hauptgegenstand der experimentellen Untersuchungen, welche dieser Arbeit als Grundlage dienen, sind Vorgänge der erythropoietischen Reifung. Sie setzt ein mit der Aktivierung der Hämoglobinsynthese in den undifferenzierten Vorläuferzellen. Die nachfolgende Akkumulation von cellulärem Pigment ist verbunden mit einer Serie sukzessiver Zellteilungen. Die Aktivität des Kerns erlischt während der Phase der intensivsten Hämoglobinsynthese; diese nimmt auch nach der Denucleation für eine gewisse Zeit ihren Fortgang. Als Reticulocyt tritt die junge Zelle in die Blutbahn, wo sie den Reifungsprozeß vollendet. Fortgesetzte Alterungsvorgänge kennzeichnen das Schicksal des Erythrocyten und bedingen die schließliche Sequestration im reticulo-endothelialen System. Feine homöostatische Mechanismen halten der Zelldestruktion durch Zellneubildung die Waage und passen die Zellkonzentration den Bedürfnissen des Organismus an. Extreme dieser Adaptation sind das Sistieren der erythropoietischen Aktivität unter Transfusionspolycythämie und die maximale Produktionssteigerung als Antwort auf akute Anämie,

Die Intensivierung der Erythrocytenproduktion führt zur Zunahme der Fraktion junger Zellen. Direkter Ausdruck davon ist die Reticulocytose. Die Reticulocytenzahl ist aber nicht bloß eine Funktion der Zellregeneration, sondern ebenso der Zeitspanne der Transformation in reife Erythrocyten. Vergleichende Untersuchungen über Veränderungen der Reticulocytenmaturationszeit unter physiologischen Bedingungen und akuter Anämie wurden zu einem Ausgangspunkt der vorgelegten Arbeit. Das Problem ist zwar alt, neu hingegen die verwendete Methode. Ziel bildete die in vivo

Isolierung definierter Erythrocytenpopulationen unter Vermeidung der Kontamination durch neugebildete Zellen. Möglichkeit dazu bot die Austauschtransfusion polycythämischer Tiere mit gepooltem Spenderblut. Diese Technik erwies sich nicht nur als wertvoll zur Lösung der zunächst gestellten Frage, sondern erlaubte neue Schlüsse über das Schicksal der sogenannten „großen Zelle". Gemeint ist der unter intensiver erythropoietischer Stimulation entstehende Makroreticulocyt, dessen Volumen das Doppelte des normalen Erythrocyten übersteigen kann. Aus der Tatsache, daß diese Zellen bald aus der Zirkulation verschwinden, wurde einerseits auf das Vorkommen von Reticulocytenteilungen geschlossen [251], anderseits die rasche Destruktion dieser Zellen postuliert [232]. Der Makroreticulocyt scheint sich indessen nach verlängerter intravasculärer Maturationszeit in einen lebensfähigen Erythrocyten nahezu normaler Dimensionen zu verwandeln. Dieser Vorgang ist nicht nur durch Zellschrumpfung gekennzeichnet, sondern begleitet vom Verlust cellulären Hämoglobins. In den Kapiteln 3 und 4 gelangen diese Probleme zur Darstellung, ergänzt durch Untersuchungen der medullären Maturationszeit der erythropoietischen Zellen und diskutiert im Zusammenhang alter und neuer Auffassungen über das Teilungsmuster der Erythroblasten sowie der Wirkung von Erythropoietin.

Der Gegenüberstellung des normalen und anämischen erwachsenen Tieres folgt die Betrachtung der Erythropoiese der jungen Ratte (Kapitel 5). Es soll dabei zum Ausdruck kommen, in welchem Maß das rasch wachsende Jungtier mit Verdünnungsanämie der erwachsenen Ratte mit Blutungsanämie gleicht. Die physiologische Situation erweist sich als weitgehend identisch mit der Reaktion auf die pathologische. Beiden gemeinsam ist die „Rechtsverschiebung" der erythropoietischen Reifung, charakterisiert durch die Verkürzung der medullären Maturationszeit und die Verlängerung der intravasculären.

Zum zweiten Ausgangspunkt der Arbeit wurden ferrokinetische Beobachtungen, hinweisend auf die quantitative Beteiligung der zirkulierenden Reticulocyten an der Hämoglobinsynthese. Nach Injektion von Radioeisen in die normale, vor allem aber die anämische Ratte, erscheint sehr rasch Radioaktivität in den zirkulierenden Zellen, wesentlich schneller als erwartet unter der Annahme, daß nur Markzellen nennenswerte Mengen von Eisen aufnehmen. Auch zeugte der markante Unterschied der Verschwinderaten von Radioeisen aus Plasma und Vollblut vom direkten Eisenaustausch zwischen Plasma und zirkulierenden Zellen. Systematische Untersuchungen der „peripheren Hämoglobinsynthese", bezogen auf das normale und anämische Tier, als auch auf die einzelne Zelle, sind Gegenstand von Kapitel 6. Es stellte sich dabei heraus, daß die Eisenversorgung des Reticulocyten unter bestimmten Umständen jener der Markzellen überlegen ist. Mit sinkender Serumeisenkonzentration nimmt die durch zirkulierende Zellen synthetisierte Hämoglobinfraktion zu und übersteigt schließlich den Anteil der Markzellen an der Hämoglobinbildung. In eindrücklicher Weise verbindet sich die Zellreifung bereits mit der Zellfunktion. Diese Verhältnisse werden herausgearbeitet in Verbindung mit anderen Charakteristika der Blutbildung bei Eisenmangel und im Licht der ausschlaggebenden Bedeutung des Eisens für die Zellregeneration schlechthin.

Während die angeführten Kapitel im wesentlichen von eigenen Studien ausgehen, stehen solche den Kapiteln 7 und 8 nur als Ergänzungen zur Verfügung. Der dominierende Beitrag der Hämoglobinsynthese zum Plasmaeisenumsatz gab Anlaß zur Besprechung der Eisenassimilation durch die erythropoietische Zelle (Kapitel 7). Im besonderen gelangt der sogenannte „labile erythropoietische Eisenpool" zur Diskussion [200]. Dieses hypothetische Eisenkompartiment steht im Gleichgewicht mit dem transferringebundenen Transporteisenpool und schiebt sich zwischen diesen und den Hämeisenpool. Zweifellos kann dieses Konzept mit der mathematischen Analyse der Radioeisenabwanderungskurve aus dem Plasma, die mehr als eine Exponente enthält, in Einklang gebracht werden. Der experimentelle Nachweis des Prä-Hämeisenpools ist aber bisher nicht geglückt. So scheint der Eisenreflux aus den hämoglobinbildenden Zellen ins umgebende Medium unbedeutend, und cellulär inkorporiertes Eisen wird rasch und quantitativ in Häm eingebaut.

Strukturelles Korrelat der funktionellen Spezialisierung des Erythrocyten ist neben der Kernlosigkeit der Reichtum an Hämoglobin, welches mehr als $^9/_{10}$ der Zellsubstanz ausmacht. Der zeitliche Ablauf der Hämoglobinsynthese, in Beziehung zu anderen Ereignissen der Zellreifung, sowie die Interdependenz der Häm- und Globinsynthese gelangen im letzten Kapitel zur Sprache (Kapitel 8). So wenig analysiert diese Vorgänge im einzelnen sind, ihre Klärung bildet die Basis für ein vertieftes Verständnis der humoralen Kontrolle der Erythrocytenproduktion.

Nicht die schematische und vollständige Präsentation der Probleme der Erythrocytenproduktion bilden das Ziel dieser Arbeit. Vielmehr geht es um die detaillierte Darstellung mehr oder weniger zusammenhängender Teilaspekte. Trotzdem wurde angestrebt, in der Diskussion der Befunde den Blick auf das Ganze zu gewinnen und allgemeine Zusammenhänge sichtbar zu machen. Für die Auswahl der Literatur waren dieselben Richtlinien maßgebend.

2. Allgemeine Methoden

Das Kapitel informiert über die verwendeten Tiere und deren Behandlung, und beschreibt jene technischen Methoden, die wiederholt verwendet wurden. Das spezielle Vorgehen bei einzelnen Experimenten ist dem Text der Abbildungen beigefügt. Ein Teil der Studien wurde in Seattle, USA (University of Washington, Medical School), durchgeführt, ein anderer Teil in Zürich (Medizinische Universitäts-Poliklinik). Dort, wo sich bezüglich der örtlichen Verhältnisse Unterschiede ergeben haben, ist dies angegeben.

Experimentelle Tiere

In den Seattle-Studien fanden männliche Sprague-Dawley-Ratten, in Zürich Osborn-Mendel-Ratten beiderlei Geschlechts, Verwendung. Die in Kapitel 6 dargestellten Arbeiten wurden in Zürich ausgeführt, die übrigen in Seattle. Wenn nicht anders angegeben, betrug das Gewicht der Tiere 300—450 g. Wasser und Nahrung wurden ohne Einschränkung verabreicht. Der einzige zwischen den beiden Rattenstämmen festgestellte Unterschied betraf die Eisenreserven; Blutung führte beim Osborn-Mendel-Stamm rasch zum Eisenmangel, was für die Sprague-Dawley-Ratten nicht zutraf.

Alle Arbeiten wurden unter Ätheranästhesie vorgenommen. Als Anticoagulans diente Heparin. Größere Blutmengen wurden durch Herzpunktion entnommen, kleinere durch Punktion einer Schwanzvene und Aspiration des austretenden Blutes in heparinisierte Glascapillaren. Intravenöse Injektionen erfolgten in die Schwanzvene oder durch einen Jugulariskatheter. Eisen wurde als Eisen-Dextran (Imferon, Imferdex) stets intramuskulär verabreicht.

Die Studien in anämischen Tieren folgten, wenn nicht anders angegeben, immer demselben Schema: an den Tagen 0, 2 und 4 wurde je $1/4$—$1/3$ des auf Grund des Gewichtes geschätzten Blutvolumens (Abb. 16) entnommen und 48 Std später die Untersuchung begonnen. Zu diesem Zeitpunkt lagen die Hämatokritwerte zwischen 20 und 35%, die Reticulocytenzahlen zwischen 27 und 54%.

Polycythämie wurde erzeugt durch zwei intravenöse Injektionen von 7—8 ml Vollblut an aufeinanderfolgenden Tagen. Eine Woche später lag der Hämatokrit über 62%. Die erfolgreiche Unterdrückung der erythropoietischen Aktivität drückte sich aus in Reticulocytenwerten unter 0,1% und der Inkorporation von weniger als 1% einer Radioeisendosis in die Erythrocyten innerhalb 24 Std.

Austauschtransfusionen erfolgten durch die rechte mit einem Teflon-Katheter kanülierte Vena jugularis. Alternierend wurden Blutmengen von 3 bis 6 ml aspiriert und durch Spenderblut ersetzt. Nach Entfernung des Katheters wurde das Gefäß unterbunden und die Wunde vernäht. Versuche mit ^{51}Cr-markierten Erythrocyten zeigten, daß ein Austauschvolumen von 60 ml genügte, um mehr als 95% der ursprünglichen Empfängererythrocyten zu entfernen. Das Blut der 10—15 benötigten Spender wurde stets gepoolt.

Isotopenstudien

Für ferrokinetische Untersuchungen fand ^{59}Fe mit einer spezifischen Aktivität von 7—20 mc/mg Verwendung. Vor Gebrauch, in vivo und in vitro, wurde Radioeisen stets mit normalem Rattenplasma während 20 min inkubiert, um die Bindung an Transferrin sicherzustellen. Die zugefügte Eisenmenge überstieg die latente Eisenbindungskapazität nicht. War es notwendig, die applizierte Dosis zu kennen, wurde die Spritze vor und nach Injektion gewogen und das Gewicht in Relation gebracht zum Gewicht und zur Aktivität einer Standarddosis derselben radioaktiven Plasmaprobe. Für die Aktivitätsbestimmung fanden verschiedene Gammaszintillationszähler Verwendung (Nuclear Chicago, Packard, Telefunken). Der statistische Zählfehler wurde unterhalb $\pm 2\%$ gehalten.

Hämatologische Methoden

Die Erythrocyten wurden mit dem Coulter-Counter, Modelle B und F, gezählt. Die Bestimmung des Hämoglobins erfolgte als Cyanmethämoglobin, jene des Hämatokrits mit der Mikromethode. Tabelle 1 zeigt die Mittelwerte und Standarddeviationen von je 15 Bestimmungen an 2 Blutproben. Die Zellindices wurden auf folgende Weise berechnet:

$$\text{Mitleres Erythrocytenvolumen, MCV, } \mu^3 = \frac{\text{Hämatokrit}}{\text{Erythrocytenzahl}}$$

$$\text{Mittleres Erythrocytenhämoglobin, MCH, } \mu\mu\text{g} = \frac{\text{Hämoglobin, g-}\%}{\text{Erythrocytenzahl}}$$

$$\text{Mittlere erythrocytäre Hämoglobinkonzentration,}$$

$$\text{MCHC, }\% = \frac{\text{Hämoglobin, g-}\%}{\text{Hämatokrit}}$$

Tabelle 1. *Genauigkeit der Bestimmung von Erythrocytenzahl, Hämoglobinkonzentration und Hämatokrit. Mittelwerte und ± 1 S.D. von je 15 Messungen an 2 Blutproben normaler erwachsener Ratten* [85]

Probe	Erythrocyten $\cdot 10^6/\text{mm}^3$	Hämoglobin g-%	Hämatokrit %
1	$6{,}60 \pm 0{,}104$	$13{,}2 \pm 0{,}13$	$39{,}7 \pm 0{,}55$
2	$7{,}38 \pm 0{,}064$	$14{,}1 \pm 0{,}18$	$43{,}0 \pm 0{,}53$

Die Reticulocyten wurden mit New Methylen Blue gefärbt [33] und ihr Anteil auf separaten Deckgläserausstrichen unter $2 \cdot 5000$, oder, wenn die Konzentration mehr als 5% betrug, unter $2 \cdot 1000$ Erythrocyten ausgezählt. Die Serumeisenkonzentration wurde bestimmt nach Bothwell u. Mallett [31], die totale Eisenbindungskapazität nach Morgan u. Carter [169].

3. Marktransitzeit und Reticulocytenmaturation. Die Wirkung von Erythropoietin

Die mikroskopische Betrachtung des Knochenmarkausstriches läßt zum mindesten fünf verschiedene Reifeformen der erythropoietischen Zellen erkennen: den Proerythroblasten, den basophilen, polychromatischen und orthochromatischen Erythroblasten und den Markreticulocyten. Die unreifste Zelle, der Proerythroblast, ist nicht selbsterhaltend, sondern wird aus einem Pool undifferenzierter Vorläuferzellen dauernd neu gebildet [6]. Die jungen Erythrocyten treten praktisch ausnahmslos als Reticulocyten in die Blutbahn [184].

Vermehrte Beanspruchung bei beschleunigtem peripherem Zelluntergang oder Blutung beantwortet das gesunde Mark mit prompter Zunahme der Cellularität und der Ausschwemmung morphologisch weniger ausgereifter Reticulocyten [112]. Die Steigerung der Zellproduktion ist mit charakteristischen Veränderungen der Reifungsvorgänge verbunden. Gegenstand des vorliegenden Kapitels sind systematische Untersuchungen der Transitzeit der Markzellen und der Reticulocytenmaturation beim gesunden und anämischen Tier. Die Befunde sollen diskutiert werden im Licht alter und neuer Ansichten der Kinetik der Erythrocytenproduktion sowie im Zusammenhang mit der Wirkung von Erythropoietin. Die ausgiebige Verwendung ferrokinetischer Techniken machte zudem die Besprechung gewisser Aspekte des Eisenstoffwechsels notwendig.

Kinetik der Bildung erythropoietischer Zellen. Die Markeisen-Transitzeit

Ein großer Teil einer intravenös applizierten, transferringebundenen Dosis von Radioeisen wird innerhalb kurzer Zeit durch die erythropoietischen Zellen aufgenommen und in Häm eingebaut. Der nachfolgende Anstieg der Radioaktivität in den zirkulierenden Zellen hält an, bis die zum Zeitpunkt der Injektion unreifsten Eisen inkorporierenden Zellen ihre intramedulläre Reifezeit beendet haben. Die celluläre Radioeisenkonzentration erreicht damit ein Plateau, das anhält, bis die Erythrocyten der altersbedingten Destruktion zum Opfer fallen. Dieses einfache ferrokinetische Modell wird durch eine Anzahl Faktoren kompliziert, hat aber prinzipiell Gültigkeit. Die Inkorporationskurve reflektiert damit die initiale Verteilung des Radioeisens auf die verschiedenen Reifestufen der Hämogbolin synthetisierenden Zellen, sowie die Zeitintervalle bis zu ihrem Eintritt in die periphere Zirkulation. Als Markeisen-Transitzeit wird definiert das Intervall zwischen Isotopenapplikation und dem Erscheinen von 50% der maximalen Inkorporation (Abb. 3), oder jenes bis zur Reduktion der Markaktivität auf die Hälfte des Höchstwertes [70]. In Abb. 1 sind die Verhältnisse normaler Ratten denjenigen anämischer Tiere gegenübergestellt. Im normalen Tier war die maximale Eiseninkorporation nach 80—120 Std erreicht; 65% der injizierten Dosis wurden für die Erythrocytenproduktion utilisiert. Die entsprechenden Zahlen unter Anämie lauteten 24 Std beziehungsweise 90%. Auf Grund der Inkorporationskurven betrug die Markeisen-Transitzeit 24 Std in der normalen, aber lediglich 2,5 Std in der anämischen Ratte. Die den Femurkurven entnommenen Werte waren mit 30 und 9 Std wesentlich länger. Übereinstimmung zwischen der „peripheren" und der „zentralen" Radioeisenkurve wäre unter folgenden Voraussetzungen zu erwarten: sämtliches der Erythropoiese zugeführte Eisen wird durch Zellen des Knochenmarks aufgenommen; diese entwickeln sich ohne Verlust von Pigment alle zu lebensfähigen Zellen. Keine dieser Annahmen trifft vollumfänglich zu. Bedeutsam ist aber vor allem die Eisen inkorporierende Aktivität der zirkulierenden Reticulocyten [84]. Wie später zu zeigen sein wird

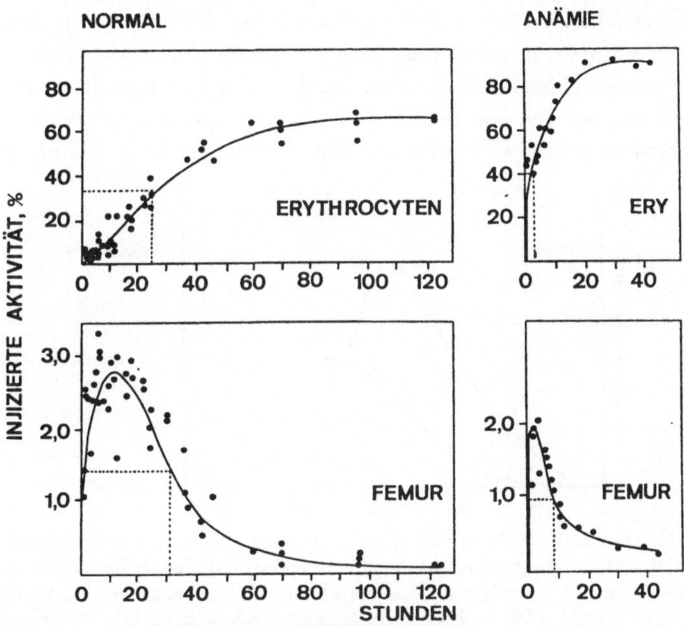

Abb. 1. Markeisen-Transitzeit in normalen und anämischen Ratten. Zu verschiedenen Zeitpunkten nach Injektion von 2 µc transferringebundenem ^{59}Fe wurden die Tiere geopfert und die Aktivität der gewaschenen Erythrocyten (Ec) und der isolierten Femur (F) bestimmt und ausgedrückt in % der injizierten Dosis:

$$\text{celluläre Inkorporation (\%)} = \frac{\text{cpm/ml Ec} \cdot 0{,}045 \cdot \text{Gewicht (g)} \cdot \text{Hämatokrit}}{\text{cpm injiziert}}$$

$$\text{Femur Radioaktivität (\%)} = \frac{\text{cpm/F} - (0{,}001 \cdot \text{gesamte zirkulierende Akt.}) \cdot 100}{\text{cpm injiziert}}$$

Für die erste Formel wurde das Blutvolumen mit 4,5% des Gewichts angenommen. In der zweiten wird korrigiert für die zirkulierende Plasma- und Erythrocytenaktivität. In 7 Tieren wurde diese mit ^{51}Cr-markierten Erythrocyten bestimmt; sie betrug im Mittel 0,097% (0,06—0,13) der gesamten zirkulierenden Aktivität. Das Serumeisen und die totale Eisenbindungskapazität der normalen und anämischen Ratte betrugen 183±22 und 547±30, bzw. 147±54 und 571±33 µg-% (± 1 S.D.) [85]

(Kapitel 6), verlaufen in der normalen Ratte zwischen 5—10%, in der anämischen hingegen 40—70% der Hämoglobinsynthese intravasculär. Der direkte Austausch von Plasmaradioeisen und peripheren Zellen findet seinen Ausdruck im steilen initialen Anstieg der Inkorporationskurve des anämischen Tieres. Die Markeisen-Transitzeit wird damit durch den Verlauf der Markaktivität besser wiedergegeben als durch die Geschwindigkeit des Eiseneinbaus in die Erythrocyten. Sie verkürzt sich unter Anämie auf $1/3$ des 30 Std betragenden Normalwertes.

Die Beschleunigung der medullären Reifezeit ist verbunden mit der Produktion typischer, großer und hämoglobinreicher Reticulocyten, deren Ausreifung in normale Erythrocyten längere Zeit in Anspruch nimmt als dies unter normalen Umständen der Fall ist. Zunächst soll aber die Frage untersucht werden, wieweit die beschriebene ferrokinetische Analyse die tatsächliche Transitzeit der erythropoietischen Zellen durch das Bildungsorgan spiegelt.

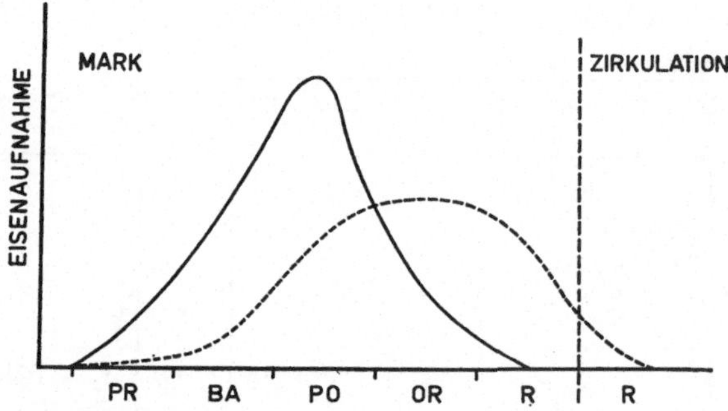

Abb. 2. Die initiale Verteilung von transferringebundenem Radioeisen auf die cytologisch definierten Kompartimente (nicht Einzelzellen) der Hämoglobin synthetisierenden Zellen in der Ratte (unterbrochene Linie) verglichen zum Menschen (ausgezogene Linie). PR = Proerythroblasten; BA = basophile Erythroblasten; PO = polychromatische Erythroblasten; R = Reticulocyten. Konstruiert nach den autoradiographischen Resultaten verschiedener Autoren [10, 11, 137, 141] sowie eigener Untersuchungen

Die Halbwertszeiten für transferringebundenes Radioeisen liegen in der normalen und anämischen Ratte in der Größenordnung von 60 bzw. 20 min; nach Ablauf von 4—5 solcher Zeitperioden ist die Aufnahme durch die erythropoietischen Zellen praktisch beendet. Die Markeisen-Transitzeit wird damit durch die Radioeisen-Clearancephase kaum nennenswert beeinflußt. Autoradiographische Untersuchungen zeigten die Fähigkeit zur Eisenaufnahme bereits durch die jüngste erkennbare Zelle der erythropoietischen Reihe, den Proerythroblasten. Bei Mensch, Hund und Kaninchen ist die Eiseninkorporation auf dieser Stufe bereits maximal [6, 11, 137]; in der Ratte und der Maus erreicht erst der polychromatische Erythroblast, auf die Einzelzelle bezogen, den Höchstwert [10, 141]; es kann von einer speciesspezifischen Rechtsverschiebung der Eisenaufnahme, und damit der Hämoglobinsynthese, die Rede sein (Abb. 2). Die erwähnte Fähigkeit der Rattenreticulocyten zur Eisenaufnahme hat das Erscheinen zirkulierender cellulärer Aktivität unmittelbar nach Radioeisenverabreichung zur Konsequenz; beim Menschen ist dies erst nach einer Latenzperiode von 12—24 Std der Fall.

Aus dem Gesagten könnte vermutet werden, daß das Zeitintervall zwischen Isotopeninjektion und Erreichen der maximalen Radioeisenkonzentration in den zirkulierenden Erythrocyten der medullären Maturationsoder Transitzeit entspricht, welche mit der Eisenaufnahme des Proerythroblasten beginnt und beim Eintritt der schließlichen Nachkommen in die Zirkulation ihren Abschluß findet. Ein erster Einwand ergibt sich aus der problematischen exakten Lokalisation jenes Punktes, in dem die Inkorporationskurve das Plateau erreicht; dem zweiten, wichtigeren liegt die Neuverteilung von Radioeisen zugrunde. Diese ist bedingt durch den Reflux ins Plasma aus dem extravasculären Transferrinraum, dem Knochenmark und anderen Geweben [70]. Die Problematik eines „labilen erythropoietischen Eisenpools“ wird später diskutiert (Kapitel 8). Von Bedeutung in diesem Zusammenhang ist das Phänomen der ineffektiven Erythropoiese, womit der intramedulläre Untergang reifender Zellen bezeichnet wird. Über die quantitative Bedeutung dieses Vorganges unter physiologischen Umständen besteht keine Klarheit [211]; bei stimulierter Erythropoiese wird aber ohne Zweifel ein Teil des neugebildeten Hämoglobins rasch wieder abgebaut [210] und das dabei frei werdende Eisen ins Plasmakompartiment retourniert. Eigentlicher Zelluntergang ist allerdings schwer zu trennen von cellulärem Hämoglobinverlust, welcher bei der Reticulocytenreifung eine Rolle spielt (Kapitel 4) und die Erythroblastenentkernung begleiten soll [22].

Die Beiträge dieser Eisenfraktionen zur Erythrocytenproduktion beeinflussen vorwiegend die letzte Phase der Inkorporationskurve [179] und haben die Verzögerung und Erhöhung des maximalen Radioeiseneinbaus zur Folge (Abb. 3). Der initiale Anstieg der cellulären Aktivität, bzw. das erste Segment des Aktivitätsabfalles des Knochenmarks reflektieren demgegenüber weitgehend die tatsächliche Transitzeit jener Zellen, die den größten Teil des Radioeisens aufnehmen. Die Markeisen-Transitzeit gilt deshalb als guter Parameter der medullären Maturationszeit [70]. Über die effektive Dauer der letzteren bestehen allerdings keine genauen Kenntnisse; damit lassen sich die beiden Größen vorläufig nicht in eine direkte Beziehung bringen.

Ziel der veränderten Dynamik der Erythrocytenbildung unter dem Stimulus von Anämie kann letztlich kein anderes sein, als die Steigerung der Produktion. Diese ist theoretisch möglich durch vermehrten Einstrom undifferenzierter Vorläuferzellen in das Proerythroblastenkompartiment, durch Intensivierung der anschließenden Proliferation, d. h. Vermehrung der Mitosenzahl, sowie durch Beschleunigung der Transitzeit; der letztere Mechanismus wäre sinnvoll, um einer räumlich-topographischen Limitierung der Zellbildung zu begegnen (Abb. 4).

Die Differenzierungsrate der „erythropoietischen Stammzellen" ist für die Regulation der Markaktivität zweifellos von größter Bedeutung. Alpen u. Cranmore [6] zeigten als erste mittels Autoradiographie, daß das

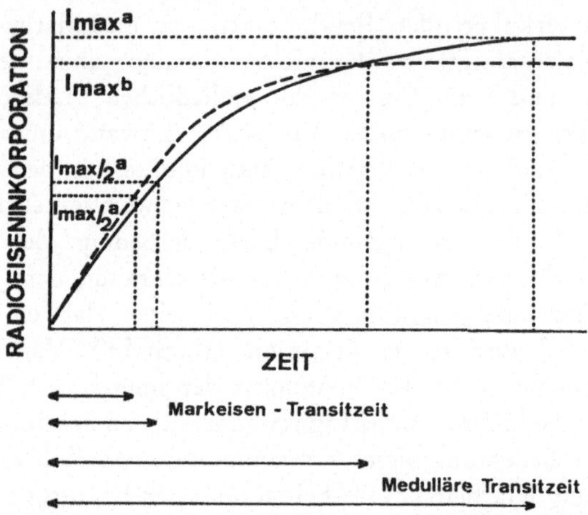

Abb. 3. Die Radioeiseninkorporation (I) in die zirkulierenden Erythrocyten. Kurve der normalen Ratte (ausgezogene Linie) und theoretische Kurve bei Fehlen von Radioeisen-Reflux (unterbrochene Linie). Diskussion im Text; vgl. auch [179]

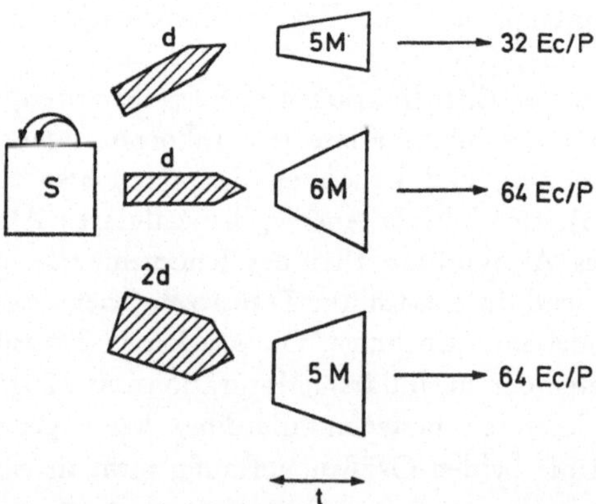

Abb. 4. Die Steigerung der Erythrocytenproduktion. S = undifferenzierte Vorläufer („erythropoietische Stammzellen"); d = Differenzierungsrate von S; M = Zahl der aus einem Proerythroblasten hervorgehenden Erythrocyten; t = medulläre Transitzeit. Durch einen Doppelpfeil ist die Selbsterhaltung des Vorläuferkompartimentes angedeutet [140]

Eisen inkorporierende Proerythroblastenkompartiment kontinuierlich durch nicht markierte Zellen gespeist wird; unter Anämie erfuhr die Verdünnung der autoradiographisch positiven Proerythroblasten durch negative Zellen eine wesentliche Beschleunigung. Diese Befunde sind kürzlich durch Tarbutt vollumfänglich bestätigt worden [235]. Die postulierte Selbsterhaltung des Proerythroblasten durch sogenannte hemi-homoplastische Teilung [252] hat keine experimentellen Beweise gefunden. Auf die Probleme, die sich für die Regulation des Vorläuferzellkompartimentes stellen, das seine Zahl trotz variabler „Abflußrate" aufrecht erhalten muß [140], wird im Rahmen dieser Arbeit nicht weiter eingegangen.

Es bleibt die bei änderndem peripherem Zellbedarf veränderte medulläre Transitzeit zu diskutieren. Die unter Anämie beobachtete Verkürzung ist sicher zum Teil Ausdruck der Verlagerung der Markreticulocyten in die Blutbahn [205]. Die Zahl der Markreticulocyten scheint in verschiedenen Mammalien, inklusive dem Menschen, derjenigen der Erythroblasten zu entsprechen [205]. Die medulläre Transitzeit der Reticulocyten ist der Bestimmung nicht direkt zugänglich. Indessen lassen sich aus der Fraktion der täglich gebildeten Erythrocyten und aus jener der Markreticulocyten am gesamten Erythron gewisse Schlüsse ziehen [30]. Bei einer mittleren Überlebenszeit des Rattenerythrocyten von 60 Tagen [45, 111, 142] erreicht der tägliche Umsatz 1,7% der ungefähr $380 \cdot 10^9$ Erythrocyten/kg [1]. Die Zahl der Erythroblasten und damit jene der Markreticulocyten soll in der normalen Ratte $2,6 \cdot 10^9$ pro Kilogramm betragen [110], also 0,7% der Zellen des Erythron. Die Transitzeit ist gleich 0,7/1,7 Tage, oder ungefähr 10 Std. Bei der Bewertung dieser Zahl ist vor allem deshalb Vorsicht geboten, da die Angaben über das Verhältnis von Erythroblasten und Markreticulocyten weit auseinandergehen (vgl. [154]).

Die Erklärung der Beschleunigung der medullären Reifung ist schließlich in der Alteration des Teilungsmusters gesehen worden. Nach den Befunden von Alpen u. Cranmore schien die mittlere Erythroblastengenerationszeit „fixiert", d. h. von gleicher Dauer im normalen und anämischen Tier [6]. Die meisten kinetischen Modelle der Erythropoiese haben diesen Befund als eine Grundlage akzeptiert [139, 233]. Die bereits erwähnte Beobachtung der Bildung von Makroreticulocyten durch das stimulierte Knochenmark hat deshalb zur Hypothese der „übersprungenen terminalen Erythroblastenmitose" Anlaß gegeben [35]. Cytologische Untersuchungen verliehen diesem Konzept Unterstützung: In normalen Tieren gleicht der Knochenmarkreticulocyt bezüglich Zelldurchmesser, Gehalt an Ribonucleinsäure und Aktivität zur Aminosäureninkorporation dem reifen, orthochromatischen Erythroblasten; im Mark anämischer Tiere nimmt er die Charakteristika des größeren, polychromatischen Erythroblasten an, was die Ent-

---

1 Berechnung auf Grund der Angaben in den Abb. 15, 16 und 18.

stehung des Reticulocyten durch die vorzeitige Entkernung dieser Zelle nahelegt [28, 226]. So attraktiv die Theorie der „terminal skipped division" wirkt, so schwierig ist einzusehen, wo die Vorteile dieses Mechanismus für den Organismus liegen. Tatsächlich verdoppelt sich der Bedarf an Proerythroblasten zur Aufrechterhaltung einer lediglich normalen Zellproduktion. Die Zellen sind wohl größer und hämoglobinreicher als unter physiologischen Umständen gebildete, sollen aber rasch aus der Zirkulation verschwinden (vgl. Kapitel 4). Wie noch zu zeigen sein wird (Kapitel 5), beschränkt sich die Bildung von Makroreticulocyten im Zusammenhang mit verkürzter medullärer Transitzeit nicht auf das anämische erwachsene Tier, eine zweifellos pathologische Situation, sondern ist ebenso kennzeichnend für die junge, rasch wachsende Ratte. In jüngster Zeit ist über Befunde berichtet worden, die vermuten lassen, daß das bisherige Schema der Proliferation und Reifung der erythropoietischen Zellen, basierend auf den fixierten Generationszeiten und der Verbindung definierter cytologischer Kriterien mit einem einzigen Teilungsschritt zu starr war.

Entgegen der eben ausgedrückten Auffassung ist es wahrscheinlich, daß unter Anämie die Zahl der Mitosen nicht verringert, sondern eher vermehrt wird, wobei die Generationszeit, d. h. das Intervall zwischen zwei Mitosen, in signifikanter Weise abnimmt [109]; außerdem scheinen die Zellen morphologisch homogener Kompartimente mehrere Teilungen durchlaufen zu können. Nach Injektion von ^{3}H-Thymidin fand Lord in gebluteten [151] und in jungen Ratten [152] einen gegenüber der Norm deutlich erhöhten Markierungsindex der Erythroblasten. Dies ist kaum anders als durch die Verkürzung des Zellcyclus zu erklären. Tarbutt entwickelte eine autoradiographische Technik, die in Verbindung mit der mathematischen Analyse der Resultate erlaubt, die Einstromrate undifferenzierter Zellen in das Proerythroblastenkompartiment, die Ausstromrate reifer Zellen in die Blutbahn, sowie die Transitzeiten der einzelnen Zellkompartimente und die Anzahl der Zellteilungen zu berechnen [235]. Im anämischen Tier war das Verhältnis von Einstrom zu Ausstrom gleich wie im normalen, vereinbar mit unveränderter Mitosenzahl; die medulläre Transitzeit verringert sich aber von 91 auf 74 Std. Kontinuierliche γ-Bestrahlung führte zur Verminderung des Einstroms der empfindlicheren, undifferenzierten Vorläufer; der Ausstrom wurde aber durch Vermehrung der Zellteilungen aufrecht erhalten. Auf die Proerythroblasten, die basophilen und polychromatischen Erythroblasten fielen im normalen Tier ungefähr 3, 2 bzw. 1,5 Teilungsschritte [233]. An der grundsätzlichen Richtigkeit dieser Befunde bestehen wenig Zweifel, wenn sie auch der Bestätigung und mancher Ergänzung bedürfen. Das Phänomen der anämieinduzierten Makrocytose ist immer noch nicht befriedigend geklärt. Zur Proliferationsbeschleunigung scheint die Intensivierung des Zellwachstums hinzuzutreten. Das Resultat ist eine Zelle, die vor Beendigung des Hämoglobinisierungsprozesses die Blutbahn erreicht, länger als normal als Reticulocyt zirkuliert, dabei den Pigmentgehalt vervollständigt (Kapitel 6) und tiefgreifende morphologische Veränderungen erfährt (Kapitel 4).

Die Reticulocytenmaturation und ihre Beeinflussung durch die Milz

Die Annahme, daß jeder Erythrocyt als Reticulocyt, d. h. mit einem Rest präzipitierbarer Ribonucleoproteide in die Zirkulation eintritt, stützt sich auf zwei Typen von Experimenten. Durch Kreuzzirkulation von Hundepaaren, wovon die Erythrocyten des einen Partners durch Phenylhydrazin mit Heinzkörpern markiert wurden, und anschließender Untersuchung der Relation zwischen markierten zu nicht markierten Erythrocyten im peripheren Blut und im Knochenmark, vermochte Nizet eine medulläre Reserve reifer Erythrocyten auszuschließen [184]. Einfache Rechnungen führen zum Schluß, daß zu Beginn der Reticulocytose, welche der Vitamin B_{12}-Behandlung der perniziösen Anämie [117, 131, 208] oder der hochdosierten Eisen-Dextran-Zufuhr bei Eisenmangel [86] folgt, jede das Mark verlassende Zelle einem Reticulocyten entspricht. Dasselbe gilt für die akute Blutungsanämie bei der Ratte (eigene Beobachtung). Es scheint, daß lediglich bei schweren Reifungsstörungen der Erythropoiese, z. B. unbehandelter Perniziosa [68], nicht retikulierte Zellen das Mark verlassen. Die Parallelität von Reticulocytenzahl und effektiver Markleistung hat seit langem Aufmerksamkeit gefunden. Die quantitative Bewertung der Erythrocytenproduktion anhand der Reticulocytenzahl setzt aber die Kenntnis über Veränderungen der Reticulocytenmaturationszeit voraus. Eine systematische Untersuchung dieses Parameters ist deshalb nicht nur von theoretischem, sondern von ausgesprochen praktischem Interesse.

Durch Transfusion an aplastischer Anämie leidender Patienten mit reticulocytenreichem Blut ist beim Menschen die Reticulocytenmaturationszeit wiederholt in vivo bestimmt worden. Für Reticulocyten anämischer Spender schwankten die Resultate zwischen 20 und 140 Std [19, 183, 264]. In vitro-Studien mit normalen menschlichen Reticulocyten ergaben Werte von 8—80 Std [12, 225]. Diese Divergenzen machen Schlüsse auf die tatsächlichen Verhältnisse unmöglich.

Über Studien unter standardisierten experimentellen Bedingungen an lebenden Tieren liegen noch keine Berichte vor. Das von uns verwendete System beruhte auf der Austauschtransfusion polycythämischer Empfängertiere mit Blut normaler oder anämischer Spender. Unter Vermeidung von Vermischung durch neugebildete Zellen ließ sich das Verschwinden der transfundierten Reticulocyten, d. h. ihre Transformation in reife Erythrocyten, verfolgen. Für normale und anämieinduzierte Reticulocyten war dieser Vorgang linear und nach 30 bzw. 75 Std abgeschlossen (Abb. 5 und 6). Der durch Anämie induzierten Reduktion der Markeisen-Transitzeit von

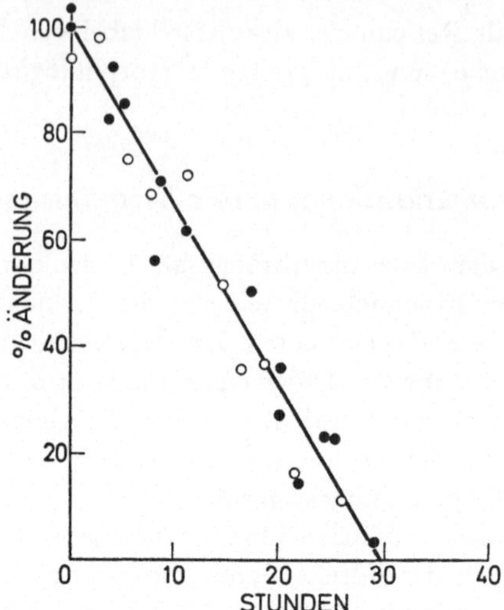

Abb. 5. Maturation normaler Rattenreticulocyten in vivo. Polycythämische Empfängerratten ohne aktives erythropoietisches Knochenmark wurden austauschtransfundiert mit normalem Spenderblut, dessen Hämatokrit vorgängig durch Zentrifugation und Entfernung von Plasma erhöht wurde (Spenderratten 240—260 g). Die Reticulocytenmaturation war nach 30 Std komplett und identisch in intakten (Punkte) und splenektomierten (Kreise) Empfängertieren. Die Reticulocytenzahl unmittelbar nach Versuchsbeginn ist mit 100% angegeben [85]

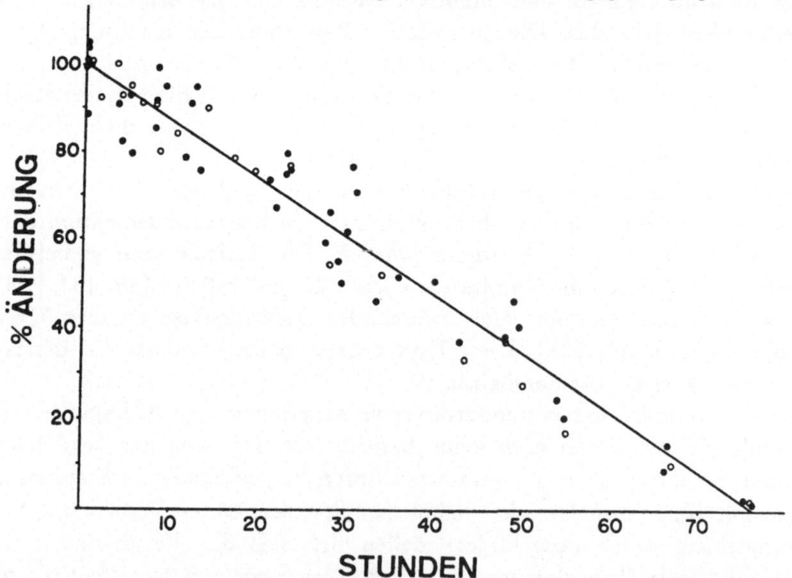

Abb. 6. Maturation von Reticulocyten anämischer Ratten in vivo. Gleiches Vorgehen wie angegeben in Legende zu Abb. 5. Das Spenderblut der anämischen Ratten wurde ebenfalls konzentriert. Die Maturation war vollständig nach 75 Std wiederum ohne Unterschied in intakten und splenektomierten Empfängern [85]

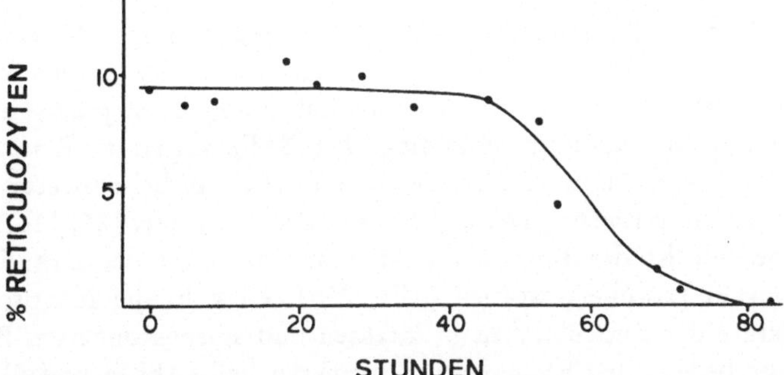

Abb. 7. Maturation einer 0—24 Std alten anämieinduzieren Reticulocytenpopulation in vivo. Zunächst wurden drei anämische Ratten mit normalem Spenderblut, dessen Hämatokrit mit Plasma auf 20⁰/₀ verdünnt war, austauschtransfundiert. Nach 24 Std wurden die Tiere ausgeblutet und das gepoolte Blut einem polycythämischen, nicht splenektomierten Tier übertragen. Die Zahl der Reticulocyten blieb während der ersten 48 Std konstant, um während der folgenden 24 Std auf Null zu sinken [85]

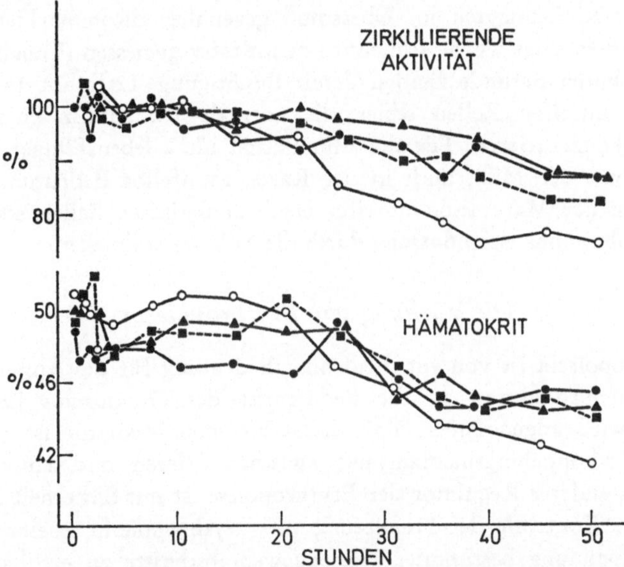

Abb. 8. Einfluß der Milz auf die Konzentration zirkulierender Reticulocyten. 0—24 Std alte ⁵⁹Fe-markierte, anämieinduzierte Reticulocyten wurden hämatologisch normalen Empfängertieren in folgenden Zahlen übertragen: ● 0,45·10⁹, ○ 1,35·10⁹, ▲ 3,40·10⁹ (Empfänger nicht splenektomiert), ■ 0,90·10⁹ (Empfänger splenektomiert). Während der ersten 20 Std blieb die Radioaktivität in 0,02 ml Proben Vollblut annähernd konstant. Der anschließende Verlust verlief parallel dem Abfall des Hämatokrits, verursacht durch die wiederholten Blutverluste. Zur Gewinnung der Reticulocyten wurde vorgegangen wie angegeben in der Legende zu Abb. 7. Unmittelbar nach der Austauschtransfusion erhielten die Zellspender 30 μc ⁵⁹Fe. Zwecks Reduktion der Radioeisenreutilisierung erhielten die Empfänger vor Beginn der Studie mehrere Injektionen von Eisen-Dextran [85]

30 auf 10 Std steht damit die 2,5fache Verlängerung der Reticulocyten-maturationszeit gegenüber. Experimente dieser Art fallen für den Menschen außer Betracht. Auf indirektem Wege sind aber doch recht präzise Angaben erreichbar. So scheinen unter physiologischen Bedingungen die Reticulocyten während 1,2—1,4 Tagen zu zirkulieren, während sich bei schwerer Anämie die intravasculäre Reifungszeit auf 2,5—3 Tage verlängert [86, 116, 117].

Wiederholt ist der Einfluß der Milz auf die Zahl der zirkulierenden Reticulocyten postuliert worden [123, 255]. Obwohl die identische Verschwinderate der Reticulocyten in intakten und splenektomierten Empfängern keine bedeutsame Sequestration vermuten ließ (Abb. 5 und 6), wurde diesem Problem besondere Aufmerksamkeit geschenkt. Durch Austausch-transfusion anämischer Tiere mit plasmaverdünntem Blut normaler Spender ließen sich bezüglich Alter definierte, besonders unreife Reticulocytenpopulationen gewinnen. Die Konzentration dieser Zellen nach Übertragung in Empfängertiere erfuhr durch die Präsenz der Milz keine erkennbare Änderung (Abb. 7 und 8). Die Milzsequestration radioeisenmarkierter, anämieinduzierter Reticulocyten im Überschuß gegenüber chrommarkierten normalen Erythrocyten wurde schließlich quantitativ gemessen (Tabelle 2). Die eben erwähnten Befunde fanden damit Bestätigung. Lediglich 1—2% der injizierten unreifen Zellen schien die normale Rattenmilz in selektiver Weise zu konzentrieren. Für die Elimination nicht lebensfähiger Erythrocyten kommt der Milz, auch in der Ratte, zweifellos Bedeutung zu; die Beendigung der Maturation unreifer erythropoietischer Zellen scheint sich demgegenüber ohne Beeinflussung durch die Milz zu vollziehen.

Die Wirkung von Erythropoietin

Erythropoietin ist von entscheidender Bedeutung für die Anpassung der Erythrocytenproduktion an die Bedürfnisse des Organismus [206, 218, 230]. Es wird angenommen, daß dieses Hormon Mediator ist eines einfachen Rückkoppelungsmechanismus zwischen Nieren und Knochenmark [61]. Kein anderer Regulator der Erythropoiese ist mit Sicherheit erwiesen. Die direkte Kontrolle der Freisetzung von Erythropoietin scheint über die Sauerstoffspannung bestimmter Nierengewebsabschnitte zu erfolgen. Neue Untersuchungen lassen vermuten, daß die aktive Substanz, der sogenannte „erythropoiesis stimulating factor“, das Reaktionsprodukt eines durch die Nieren gebildeten Enzyms, des „renal erythropoietic factor“, und eines Leberpolypeptides darstellt [52, 98, 128]. Über die Existenz und Bedeutung extrarenaler Bildungsstätten von Erythropoietin fehlt noch Klarheit. Offenbar liegen diesbezüglich artspezifische Unterschiede vor. Beim Hund zieht Nephrektomie das völlige Erlöschen der Erythrocytenproduktion nach sich. Dies trifft nicht zu für den Menschen [181], das Kaninchen und die Ratte. Tatsächlich ist in diesen Species nach doppelseitiger Nephrektomie noch

Tabelle 2. *Sequestration normaler Erythrocyten und anämieinduzierter Reticulocyten durch die Milz. Normale Ratten erhielten eine Mischung ^{59}Fe markierter, anämieinduzierter Reticulocyten und ^{51}Cr markierter normaler Erythrocyten, beide in bekannter Dosis. Eine oder 6 Std später wurde das Aktivitätsverhältnis der beiden Isotopen in Blut und Milz bestimmt, wobei ^{59}Fe/^{51}Cr = 1 identischer Verteilung entsprach. Die Verdünnung der ^{51}Cr markierten Erythrocyten erlaubte die Berechnung des Gesamterythrocytenvolumens (EV) und des Erythrocytenvolumens der Milz (EVM). Die Fraktion der im Überschuß sequestrierten Reticulocyten wurde berechnet mit der Formel [85]:*

$$\text{Sequestration von Reticulocyten in der Milz (\%)} = \frac{100 \cdot \text{EVM}}{\text{EV}} \cdot \left(\frac{^{59}\text{Fe}}{^{51}\text{Cr}} \text{Milz} - 1 \right)$$

Studie	Erythrocyten injiziert (ml)	Reticulocyten injiziert ($\cdot 10^9$)	^{59}Fe/^{51}Cr Zirkulation	^{59}Fe/^{51}Cr Milz	EV (ml)	EVM (ml)	Reticulocyten sequestriert in Milz (%)	Beendigung der Studie (Stunden nach Beginn)
1	0,35	0,6	0,95	1,47	5,50	0,182	1,6	1
2	0,35	0,6	0,90	1,35	6,50	0,107	0,6	6
3	0,70	1,1	0,95	1,74	5,74	0,130	2,2	1
4	0,70	1,1	0,95	1,57	6,34	0,135	1,1	6
5	2,03	2,1	0,95	2,23	7,50	0,133	2,7	1
6	2,03	2,1	0,95	1,32	6,76	0,110	0,6	6

Erythropoietinaktivität festgestellt worden [77, 177]. Es bestehen aber Hinweise, daß es sich dabei um eine Substanz handelt, die nicht identisch ist mit der unter physiologischen Umständen produzierten [59]. Ebensowenig ist der genaue Ort der Erythropoietinbildung bekannt; wie für die Reninproduktion ist dem juxtaglomerulären Apparat diese Funktion zugeschrieben worden [168].

Die Schwierigkeiten der quantitativen Bestimmung erythropoietischer Aktivität in den Körperflüssigkeiten sind beträchtlich. Bis vor kurzem war es nicht möglich, Normalwerte zu etablieren, da nur erhöhte Titer der Messung zugänglich waren. Die Gründe liegen in der außerordentlichen Aktivität und der damit verbundenen tiefen Konzentration, sowie in der Unstabilität des Erythropoietinmoleküls. Aus denselben Gründen ist die Reinigung und Charakterisierung noch nicht gelungen [96]. An der Rolle von Erythropoietin für die Regulation der Erythrocytenproduktion unter physiologischen Verhältnissen bestehen kaum mehr Zweifel. Im normalen Tier läßt sich die Erythropoiese durch Verabreichung von Anti-Erythropoietin-Antikörpern praktisch vollständig zum Verschwinden bringen [219]. Auch ist es nun gelungen, beim gesunden Menschen Erythropoietinaktivität in Urinkonzentraten zu messen [1, 71]. Schließlich besteht zwischen dem Grad von experimenteller Anämie und der Erythropoietinausscheidung eine reproduzierbare Beziehung [2]. Der Katabolismus von Erythropoietin ist wiederholt mit der Knochenmarksaktivität in Zusammenhang gebracht worden, im Sinne eines Verbrauchs des Moleküls am Ort der Wirkung [231]. Neue Untersuchungen machen diese Vorstellung wenig wahrscheinlich. So wurde im Plasma normaler, hypertransfundierter und anämischer Hunde ein identischer Aktivitätsabfall exogen zugeführten Erythropoietins festgestellt [32, 178]. Für experimentelle Zwecke wird Erythropoietin aus dem Plasma anämischer Tiere oder aus dem Urin von Patienten mit aplastischer Anämie extrahiert. Die erhaltenen Präparate sind stets mehr oder weniger verunreinigt, eine Tatsache, welche bei der Diskussion der Erythropoietinwirkung nicht vergessen werden darf.

Wie oben dargelegt, liegen der Steigerung der Markproduktion unter Anämie verschiedene Mechanismen zugrunde. Es sind dies der vermehrte Einstrom undifferenzierter Vorläufer, sogenannter erythropoietischer Stammzellen, in das Kompartiment der Proerythroblasten, die Beschleunigung der medullären Reifung, beruhend auf der Verkürzung der Zellcyclen, sowie die vorzeitige Ausschwemmung der Reticulocyten in die Blutbahn. Es gilt nun zu untersuchen, an welcher Stelle der erythropoietischen Entwicklung der Regulator Erythropoietin eingreift.

Der entscheidende Ort der Wirkung liegt auf dem Niveau morphologisch nicht identifizierter Vorläuferzellen, welche deshalb auch als erythropoietinsensible Zellen bezeichnet wurden. Das klassische diesbezügliche Experiment stammt von Filmanowicz und Gurney: In der Milz der polycythämischen Maus, welcher Erythroblasten vollständig fehlen, wird durch eine einzige Erythropoietininjektion eine regelrecht erythropoietische Welle ausgelöst, nach 24 Std mit dem Erscheinen von Proerythroblasten beginnend und mit der Ausschwemmung von Reticulocyten am 3. und 4. Tag endend [67]. Die Bildung von Proerythroblasten unter Erythropoietinwirkung ist auch in vitro in Milzzellkulturen plethorischer Mäuse beobachtet worden [180]. Die Natur der erythropoietinsensiblen Zelle liegt im Ungewissen. Insbesondere ist nicht entschieden, ob sie identisch ist mit der „colony forming unit" von Till u. McCulloch [240], einer Zelle, die Ausgangspunkt aller myeloiden Zellreihen [2] werden kann [263]. Manches spricht dafür, daß die Erythropoietinwirkung an einer differenzierten Zellform ansetzt, die sich zwar nach morphologischen Kriterien noch nicht der Erythropoiese zuordnen läßt, jedoch nur eine Entwicklungsrichtung einzuschlagen imstande ist [37, 65, 162, 188].

Die Frage nach möglichen Effekten von Erythropoietin auf die Reifung der Erythroblasten wurde lange kontrovers beantwortet. Fest steht, daß die Präsenz des Hormons nach Einleitung des Differenzierungsprozesses nicht mehr erforderlich ist [129, 220]. Erslev hat eine Wirkung auf hämoglobinbildende Zellen abgelehnt [58]. Er inkubierte Marksuspensionen normaler, hypertransfundierter und anämischer Kaninchen mit Erythropoietin und bestimmte die Steigerung der cellulären Radioeisenaufnahme; sie war sehr ausgesprochen im Mark plethorischer Tiere, fehlte aber in jenem anämischer. Demgegenüber beobachteten Gallagher u. Lange [81] und Fischer [72] unter Erythropoietin eine Intensivierung der Zellfreisetzung aus dem Mark nach einem Zeitintervall, das kürzer schien als die medulläre Transitzeit der durch Stammzelldifferenzierung hervorgehenden Zellen. Borsook u. Mitarb. haben kürzlich über in vitro-Studien berichtet, die an der Beschleunigung der Hämoglobinisierung des Erythroblasten durch Erythropoietin kaum mehr zweifeln lassen [29].

Es ist durchaus möglich, daß unter physiologischen Bedingungen der „Stammzelleffekt" von Erythropoietin dominiert. Anderseits hängt wahrscheinlich die veränderte Dynamik der Zellreifung im stimulierten Knochenmark mit der erhöhten Erythropoietinkonzentration zusammen. Dies trifft auch zu für die vorzeitige Ausschwemmung der Markreticulocyten. Aus isolierten Femurpräparaten der Ratte [97] und des Kaninchens [73] lassen sich innerhalb weniger als einer Stunde Reticulocyten mobilisieren, wenn der Perfusionsflüssigkeit Erythropoietin zugegeben wird. Es ist nicht einfach, dieses Phänomen zu erklären, da die Erythropoietineinwirkung die Präsenz eines funktionierenden Zellkerns vorauszusetzen scheint (s. unten). Ein solcher fehlt bekanntlich dem Reticulocyten. Denkbar wäre ein „Terrain-

---

2 Zu den myeloiden Zellreihen gehören die Erythropoiese, die Granulopoiese und die Megakaryopoiese.

2*

effekt" von Erythropoietin. Tatsächlich wurde die Erschlaffung der Sphink-
teren von Sinusoiden der fötalen und neonatalen Kaninchenleber unter loka-
lem Kontakt mit Erythropoietin oder erythropoietinreichem Serum beobachtet; der Vorgang war gefolgt von prompter Einschleusung erythropoietischer Zellen in die freie Zirkulation [163, 164].

Die Komplexität des Erythropoietineffektes ist nicht einfach zu verstehen,
und die Klärung erfordert noch viel experimentelle Arbeit, wobei wohl die
wichtigste die Reinigung des Hormons darstellt. Indessen zeichnen sich gewisse Kenntnisse der molekularen Wirkung von Erythropoietin ab
(vgl. auch Kapitel 8). In vivo [129] und in vitro [29, 82] wird die
Erythropoietinwirkung durch Actinomycin verhindert. Actinomycin hemmt
die DNS-abhängige RNS-Synthese [3]. Es ist deshalb vermutet worden, daß
das Hormon die Bildung einer spezifischen RNS einleitet, welche ihrerseits
die Hämoglobinsynthese in Gang setzt. Erythropoietin käme damit die
Funktion eines Induktors oder Derepressors zu. Das molekulare Niveau des
primären Angriffspunktes entspräche jenem der Transkription (s. Kapitel 8).
Damit wäre zu erwarten, daß die gebildete RNS der Messenger-Klasse
angehört. Die Untersuchungen der letzten Jahre haben dieses Konzept weder
mit Sicherheit zu bestätigen, noch auszuschließen vermocht. Das erste faß-
bare Ereignis nach Erythropoietinzugabe zu Markzellsuspensionen ist tatsächlich die Neusynthese von RNS [192, 214], welche manche Eigenschaften
einer Messenger-RNS aufweist [132]. Berichtet wurde auch über die Bindung von Erythropoietin an DNS aus Knochenmark, Milz und Thymus,
nicht aber aus Niere und Gehirn [196]; der Befund wurde mit der erwähnten Derepressor-Funktion in Zusammenhang gebracht. Andere Untersuchungen weisen allerdings auf die erythropoietininduzierte Intensivierung der
DNS-Synthese hin [202]. Paul u. Hunter [190] stellten sogar fest, daß die
Steigerung der Hämsynthese durch Erythropoietin in der fötalen Leber die
Neubildung von DNS voraussetzt; diese Wirkung war aber nicht an Zellteilung gebunden, was aus dem fehlenden Hemmeffekt von Colchicin her-
vorging. Fortschritte der Molekularbiologie werden in den nächsten Jahren
zweifellos entscheidend zur Klärung der Erythropoietinwirkung bei-
tragen.

4. Das Schicksal des Makroreticulocyten
und das Phänomen des cellulären Hämoglobinverlustes

Unterschiede in den Dimensionen zwischen jungen und alten Erythrocyten sind seit langem bekannt. Der gegenüber reifen Zellen größere
Durchmesser des normalen Reticulocyten hat wiederholt Bestätigung ge-

---

[3] DNS = Desoxyribonucleinsäure; RNS = Ribonucleinsäure.

funden [130, 193], und die unterschiedliche Dichte alter und junger Zellpopulationen ist für ihre Trennung durch Sedimentation und Zentrifugation stets ausgenützt worden. Die Beobachtung des Auftretens großer und hämoglobinreicher Zellen unter verstärkter erythropoietischer Stimulation ist ebenfalls nicht neu [7, 8, 207, 262]. Weicker u. Fichsel haben aus den Veränderungen der Zellindices unter Phenylhydrazin-induzierter hämolytischer Anämie das Reticulocytenvolumen auf das Zwei- bis Dreifache des reifen Erythrocyten geschätzt und daraus die obligate Reticulocytenteilung postuliert [251]. Spätere autoradiographische Untersuchungen ließen eine solche allerdings ausschließen [153]. Die Analyse der Volumenverteilungskurve experimentell erzeugter Erythrocytenpopulationen erwies schließlich einwandfrei, daß sich die Bildung eigentlicher Makroreticulocyten auf Situationen stark erhöhter erythropoietischer Stimulation beschränkt [34]. Wie in Kapitel 3 diskutiert, wurde die Entstehung dieser Zellen zunächst einer Alteration der Zellteilung, der „skipped terminal division", zugeschrieben. Heute scheint allerdings wahrscheinlicher, daß sie die Folge der allgemeinen Beschleunigung der Zellproliferation und Zellreifung sind.

Nach Erholung von experimenteller Anämie normalisieren sich die veränderten Erythrocytenindices rasch. Die bloße Schrumpfung der hämoglobinreichen Makrocyten müßte zum Anstieg der mittleren cellulären Hämoglobinkonzentration auf erhöhte Werte führen. Dies wird nie beobachtet, was Stohlman veranlaßte, die rasche Destruktion der anämieinduzierten Makroreticulocyten anzunehmen [232]. Die Markierung dieser Zellen mit ^{59}Fe [47, 111, 232], ^{51}Cr [253], DF^{32}P [47] sowie ^{14}C-Aminosäuren [17, 78, 167, 182] schien denn auch ihre verkürzte Lebensdauer zu bestätigen, wobei die Entfernung aus der Zirkulation zur Hauptsache während der ersten Tage erfolgen soll [47]. Der Verlauf der zirkulierenden Aktivität nach Markierung der Erythrocyten erlaubt zuverlässige Aussagen über die Lebensdauer allerdings nur dann, wenn zwischen Verlusten markierten Zellmaterials und eigentlicher Zelldestruktion unterschieden wird. Die Trennung dieser beiden Mechanismen ist nie durchgeführt worden. Es schien deshalb notwendig, das Schicksal der Makroreticulocyten mit Methoden zu verfolgen, die von der genannten Einschränkung unberührt blieben. Ziel der Untersuchungen bildete die Erkennung von signifikantem Zelluntergang während der ersten 10 Tage bei gleichzeitiger Verfolgung der morphologischen Veränderungen. Die gewonnenen Resultate werden diskutiert im Zusammenhang mit gewissen Aspekten der physiologischen Erythrocytenalterung.

Die Lebensfähigkeit des Makroreticulocyten

Das Schicksal des anämieinduzierten Makroreticulocyten während seiner ersten 10 Tage in Zirkulation wurde mit zwei unabhängigen Methoden untersucht. Grundlage der einen bildete die wiederholte numerische Erfas-

sung aller zirkulierender Erythrocyten. Polycythämische Ratten ohne erythropoietische Markaktivität wurden austauschtransfundiert mit Blut anämischer und normaler Spendertiere. Nach Beendigung des Blutaustausches,
sowie 10 Tage später, erfolgte die Messung des Erythrocytenvolumens mit
Hilfe einer kleinen Dosis ^{51}Cr-markierter Erythrocyten. Zusammen mit dem
mittleren Erythrocytenvolumen ließ sich so die Anzahl der zirkulierenden
Zellen berechnen (Abb. 9). In neun derartigen Studien erfuhr die Zahl der
Makrocyten innerhalb 10 Tagen eine Verminderung von 2,6%; nach Korrektur für den gastrointestinalen Blutverlust, der im Durchschnitt 2,5%
erreichte, war eine signifikante Zelldestruktion nicht mehr erkennbar. Dabei
verringerte sich das mittlere Erythrocytenvolumen von 88,0 auf 71,9 µ³.
Zwischen intakten und splenektomierten Empfängerratten war kein Unterschied festzustellen. Im Gegensatz zur konstanten Zahl der jungen Makrocyten sank jene einer normalen Erythrocytenpopulation gemischten Alters
um 16,5%, vereinbar mit einem täglichen Umsatz von 1,7% [45, 142, 235];

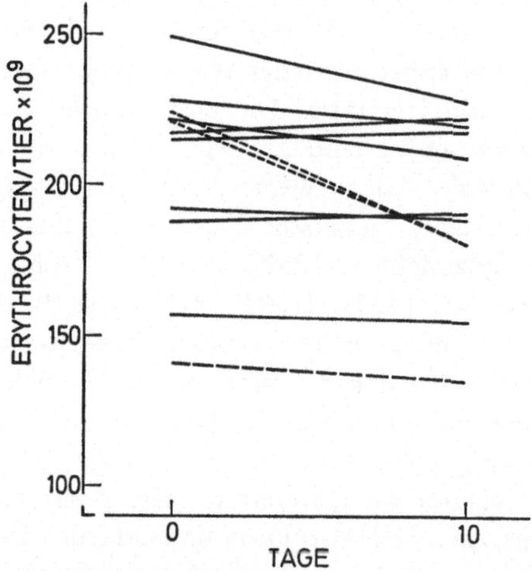

Abb. 9. Überleben von normalen Erythrocyten (------) und anämieinduzierten
Makrocyten in austauschtransfundierten, polycythämischen Empfängertieren. Die
Gesamtzahl der zirkulierenden Erythrocyten wurde nach Beendigung des Blutaustausches und 10 Tage später bestimmt. Dazu dienten das mit einer kleinen
Dosis ^{51}Cr-markierter Erythrocyten gemessene gesamte Erythrocytenvolumen (Meß-
genauigkeit innerhalb 2%) und das mittlere Erythrocytenvolumen (MCV). Die
Verminderung der Makrocytenpopulation betrug im Mittel 2,6%, jene der Normocyten 19%, nach Korrektur für den durchschnittlich 2,5% erreichenden Zellverlust
im Stuhl (bestimmt in vier Studien, wobei die Ratten in metabolischen Käfigen
gehalten wurden. Die Berechnung basierte auf dem Verhältnis zwischen zirkulierender ^{51}Cr-Aktivität und Stuhlaktivität) noch —0,1% beziehungsweise
—16,5%. Zwischen intakten Empfängertieren (————) und splenektomierten
(—————) fehlte ein Unterschied. Das mittlere Erythrocytenvolumen (MCV)
der Makrocyten sank von 88,0 auf 71,9 µ³, dasjenige der Normocyten von 61,0
auf 59,25 µ³ [85]

demgegenüber blieb das mittlere Erythrocytenvolumen praktisch unverändert.

Die zweite Methode bediente sich der Autoradiographie (Abb. 10). Anämische Ratten erhielten unmittelbar nach „Auswaschung" der zirkulierenden Reticulocyten durch plasmaverdünntes normales Spenderblut eine hohe Radioeisendosis. 12 Std später wurde ihr Blut, die in der Zwischenzeit ausgeschwemmten markierten Reticulocyten enthaltend, normalen Empfängerratten übertragen und in diesen die Fraktion der autoradiographisch positiven Zellen während der folgenden 10 Tage verfolgt. Der Verlust markierter Erythrocyten war statistisch nicht signifikant und damit die Lebensfähigkeit der anämieinduzierten Makroreticulocyten bestätigt.

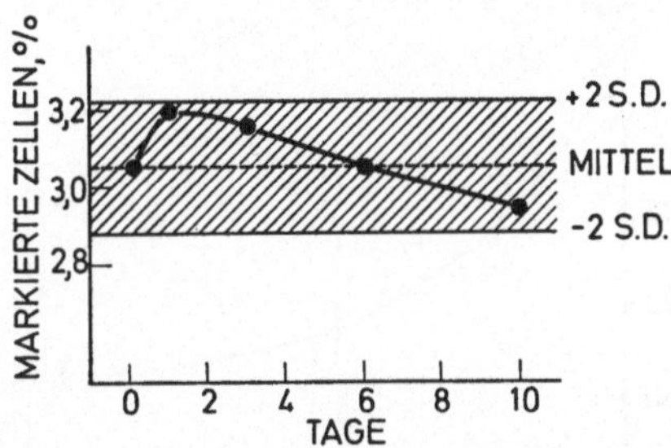

Abb. 10. Autoradiographische Untersuchung der Makrocytenüberlebensrate. Nach Austauschtransfusion mit plasmaverdünntem Blut normaler Spender (Hämatokrit 20%) erhielten anämische Ratten 230 µc ^{59}Fe. 15 Std später wurden je 2,0 ml gepoolten Blutes dieser Tiere sechs hypertransfundierten Empfängern übertragen. Nach 5 min und 1, 3, 6 und 10 Tagen wurden Blutausstriche angefertigt, in Methylalkohol fixiert und in Kodak Emulsion (NTB-3) getaucht. Die Expositionszeit dauerte 3—5 Tage. Dem Entwickeln folgte Gegenfärbung nach McNeal. Von jedem Tier wurden auf 4 Ausstrichen je 2·1000 Zellen gezählt und damit für jeden Punkt die Fraktion markierter Zellen unter 48 000 Zellen bestimmt. Die Zählgenauigkeit erreichte ± 6%. Die Resultate wurden korrigiert für einen täglichen Erythrocytenverlust von 1,6% [85]

Morphologische Veränderungen
während der Reifung des Makroreticulocyten

Die numerische Konstanz der auf diese Weise in vivo isolierten Makrocytenpopulationen kontrastierte mit ihrer ausgesprochen morphologischen Wandlung. In fünf gleichzeitig durchgeführten Studien sank das mittlere Erythrocytenvolumen innerhalb 10 Tagen von 83 auf 66 µ³, das mittlere celluläre Hämoglobin von 23,7 auf 21,7 µµg, während die mittlere celluläre Hämoglobinkonzentration von 28,8 auf 32,8% anstieg (Abb. 11). Aus den beiden letzten Zahlen geht hervor, daß die Vergrößerung des anfänglichen Zellvolumens nicht allein auf den vermehrten Pigmentgehalt zurückzuführen ist; die Hämoglobinkonzentration des Makroreticulocyten ist deutlich erniedrigt und damit auch der Anteil des Zellwassers vergrößert.

Die Zellindices zeigten die Tendenz zur raschen Wiederherstellung des normalen Niveaus; für die mittlere celluläre Hämoglobinkonzentration war dieses nach 10—20 Tagen stets erreicht. Zellvolumen und -hämoglobingehalt lagen indessen auch nach 30 Tagen noch etwas über der Normgrenze (Abb. 12). Auch hier erwies sich die Präsenz der Milz als bedeutungslos für den Ablauf der beobachteten Veränderungen.

Im Bestreben, die Dimensionen des Makroreticulocyten während der ersten 24 Std seiner intravasculären Lebensspanne zu kennen, wurden die Erythrocytenindices anämischer Ratten unmittelbar nach Austauschtransfusion mit verdünntem Normalblut und 24 Std später gemessen. Die Differenz mußte durch die zirkulierenden jungen Reticulocyten bedingt sein,

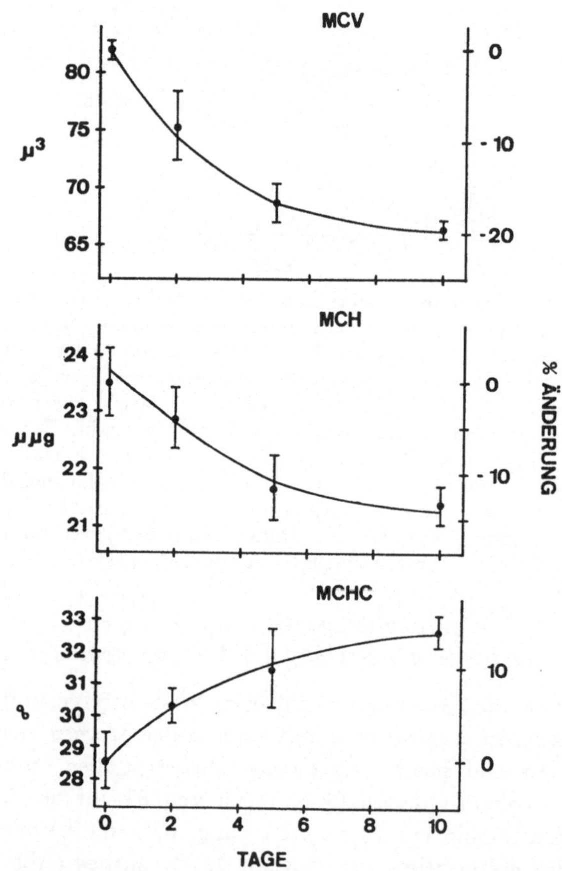

Abb. 11. Die Veränderung der Zellindices von anämieinduzierten Makrocytenpopulationen in austauschtransfundierten, polycythämischen Empfängern. Mittelwerte und ± 1 S.D. von fünf Studien (MCV = mittleres Erythrocytenvolumen; MCH = mittleres celluläres Hämoglobin; MCHC = mittlere celluläre Hämoglobinkonzentration) [85]

deren Indices sich damit berechnen ließen. In drei Experimenten betrug das mittlere Volumen dieser Zellen 95, 102 und 111 μ^3 oder das 1,75fache jenes des normalen Rattenerythrocyten, das Zellhämoglobin 26,7, 27,0 und 27,3 $\mu\mu$g, d. h. das 1,35fache der Norm (s. Tabelle 1).

Die Resultate der Überlebensstudien und die Verfolgung der Zellindices lassen keinen Zweifel an der tiefgreifenden morphologischen Wandlung der unreifen Makroreticulocyten. Sie ist gekennzeichnet durch die Reduktion des Zellvolumens und geht einher mit dem Verlust von Zellwasser und Hämoglobin. Die entstehende Zelle gleicht dem normalen Erythrocyten bezüglich Pigmentkonzentration, bleibt aber etwas größer und hämoglobinreicher. Während der ersten 10 Tage ist der intravasculäre Reifungsprozeß am intensivsten. Zwischen 10—15% des cellulären Hämoglobins werden dabei geopfert (Abb. 11), in guter Übereinstimmung mit dem Ausmaß der angenommenen Zelldestruktion bei Markierung des Hämoglobins durch

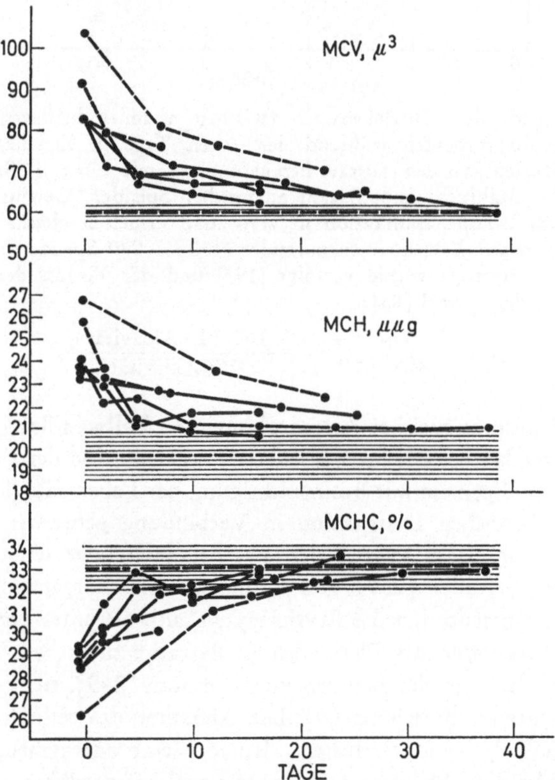

Abb. 12. Verfolgung individueller, anämieinduzierter Makrocytenpopulationen in austauschtransfundierten, polycythämischen, intakten und splenektomierten (unterbrochene Linie) Empfängertieren während maximal 36 Tagen. Die Studien wurden unterbrochen nach Absinken des Hämatokrits unter 55%. Schraffierte Flächen: normale Mittelwerte ± 1 S.D. [85]

Radioeisen [111, 232]. Der Vergleich zwischen dem Aktivitätsabfall zweier
junger Erythrocytenpopulationen, jede mit einem anderen Eisenisotop markiert, bestätigte nochmals den Hämoglobinverlust der Makroreticulocyten
(Abb. 13). Mit 3—5% war die Differenz der Aktivitäten zwischen der
Kontrollpopulation und den Makrocyten nach 5 Tagen allerdings geringer
als erwartet.

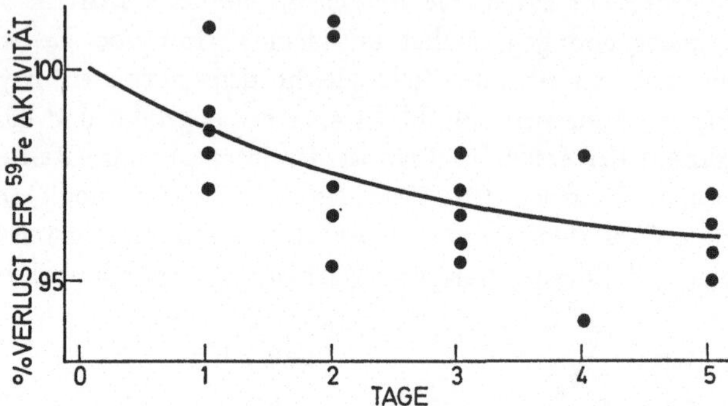

Abb. 13. Vergleich der Überlebensrate zwischen anämieinduzierten Makrocyten
und normalen Erythrocyten während der ersten Tage in Zirkulation. 5 polycythämische Ratten wurden austauschtransfundiert mit einer 12 Std alten, mit
^{59}Fe markierten Makrocytenpopulation anämischer Spender (Gewinnung der Zellen 12 Std nach Isotopenapplikation in vivo) und erhielten gleichzeitig mit ^{55}Fe
markierte, 24 Std alte Erythrocyten normaler (150—200 g) Spendertiere. Die Aktivität der beiden Isotope wurde verfolgt [191] und der Verlust der Makrocyten
ausgedrückt mit der Formel [85]:

$$\frac{\text{Verlust } ^{59}\text{Fe}}{\text{Aktivität } (\%)} = \frac{100 \cdot {}^{59}\text{Fe Aktivität}}{{}^{55}\text{Fe Aktivität}}$$

Der Mechanismus, welcher die morphologische Zellwandlung herbeiführt,
ist unbekannter Natur. Die intravasculäre Fragmentation der Erythrocytenmembran wird allgemein mit Beeinträchtigung der Lebensfähigkeit der Zelle
und ihrer schließlichen Destruktion in Verbindung gebracht; die primäre
Abnormität kann dabei sowohl den Erythrocyten oder seine Umgebung,
das Gefäßbett, betreffen [250]. Auf Grund der hier vorgelegten Ergebnisse
ist die Mikrofragmentation des Erythrocyten auch als unter physiologischen
Umständen vorkommendes Phänomen in Betracht zu ziehen. Hämoglobin
ist zwar nicht Baustein der Erythrocytenmembran [249], steht aber doch in
engster struktureller Beziehung [9]. Die Abnahme des cellulären Pigmentbestandes als Folge von Verlusten kleiner Membranfragmente ist damit
denkbar. Schließlich könnten geringe Mengen Hämoglobin durch kleine
Lecks, die rasch versiegelt werden, verlorengehen [204]. Untersuchungen
der Erythrocytenmembran während der Transformation des Makroreticulocyten in eine nahezu normale Zelle mögen geeignet sein, mehr Licht hinter
diese Vorgänge zu bringen.

Erythrocytenalterung und cellulärer Hämoglobinverlust

Die Dissoziation von Zelluntergang und Verlust cellulären Materials, insbesondere Hämoglobins, scheint nicht auf die Situation der Makroreticulocytenreifung beschränkt zu sein. Eingangs dieses Kapitels war von Unterschieden zwischen normalen alten und jungen Erythrocyten die Rede. Diese beziehen sich zunächst auf die Größe der Zelloberfläche, damit auf das Zellvolumen und wiederum im Zusammenhang, auf die Zelldichte. Die präzise Erfassung solcher Unterschiede, vor allem wenn sie relativ gering sind, trifft auf die Schwierigkeit der sauberen Trennung bezüglich Alter definierter Erythrocytenpopulationen. Unter den Zentrifugationsmethoden sind jene, die vom Dichtegradienten Gebrauch machen, die leistungsfähigsten [25, 145]. Unter Verwendung einer derartigen Technik beobachteten Piomelli u. Mitarb. [197] in normalem Kaninchenblut eine Volumenabnahme von den jüngsten zu den ältesten Erythrocyten um 20% bei Zunahme der cellulären Hämoglobinkonzentration in der gleichen Größenordnung. Signifikante Differenzen des cellulären Hämoglobingehaltes fehlten; die Vermischung von Zellen verschiedenen Alters war aber beträchtlich. In diesem Zusammenhang sind die von Sondhaus [227] vorgenommenen mikrospektrophotometrischen Messungen der Hämoglobinmenge von Einzelzellen bedeutungsvoll. Reticulocyten normaler Kaninchen wiesen gegenüber durch Zentrifugation gewonnenen alten Erythrocyten einen signifikant größeren Durchmesser und Hämoglobingehalt auf. Der Autor schloß auf einen „physikalischen oder funktionellen Verlust von 15—20% des Hämoglobins während der Lebensdauer der Zelle". Er vermutete weiterhin, daß die Verminderung des cellulären Hämoglobins einen kontinuierlichen Prozeß darstellt und nicht auf die Phase unmittelbar vor der Destruktion beschränkt ist. Die Bestätigung dieser Befunde ist nicht nur für das Verständnis der Makroreticulocytenreifung wichtig, sondern geeignet, gewisse Aspekte der Lebenskurven mit Isotopen markierter Erythrocyten zu erklären. Bei fehlender Elution und Konstanz des Blutvolumens werden diese bestimmt durch die potentielle Lebensdauer der Erythrocyten, sowie durch das Ausmaß des altersunabhängigen Zellunterganges, der sogenannten „random destruction". Die zweite Komponente übersteigt beim Menschen 10% der gesamten Erythrocytenelimination nicht [18] und ist auch beim Hund unbedeutend, erreicht aber bei Ratte und Kaninchen 15—30% [45, 111]. Da diese Resultate stets mit Tracern gewonnen wurden, die das Hämoglobinmolekül markieren, ist es möglich, daß der Aktivitätsverlust zum mindesten teilweise den Hämoglobinverlust alternder Zellen reflektiert.

Eigene Studien, darauf abzielend, die Erythrocytenalterung mit einem in vivo-System zu verfolgen, verliehen dieser Möglichkeit Unterstützung [187]. In einer größeren Anzahl Ratten wurde die erythropoietische Markaktivität durch Hypertransfusion unterdrückt. Durch Verwendung der plethorischen Tiere als Spender, bzw. als Empfänger, ließ sich der Zustand der Polycythämie in einer stets kleiner werdenden Zahl von Ratten bis gegen das Ende der potentiellen Erythrocytenlebensdauer aufrecht erhalten. Dabei wurde eine Reduktion des mittleren Erythrocytenvolumens um 15% und eine solche des mittleren cellulären Hämoglobins um 10% beobachtet. Diese Befunde sind vorläufig durch Mikrofragmentation der Zellmembran während ihrer mehrmonatigen hohen mechanischen Beanspruchung am besten zu erklären. Mikrofragmentation ist denn auch als physiologisches Phänomen der Zellalterung angesehen worden [250]. Es scheint sich um einen kontinuierlichen Vorgang zu handeln, der einerseits Ausdruck der Reticulocytenreifung ist, anderseits die Erythrocytenalterung mitbestimmt. Der schließliche Verlust der Lebensfähigkeit ist ohne Zweifel komplexer Genese. Der Abfall enzymatischer Aktivitäten [48, 76, 244], Alterationen der Membran [27, 250] und möglicherweise Veränderungen der Hämoglobinstruktur und Hämoglobinkonzentration spielen dabei untrennbar zusammen.

5. Die Erythropoiese der wachsenden Ratte

Während des Wachstums wird das Erythrocytenvolumen parallel zur Körpermasse ausgedehnt. Die Beanspruchung der Erythropoiese ist demnach eine Funktion der Wachstumsgeschwindigkeit. Seit langem ist bekannt, daß in der Ratte der Geburt eine Phase ausgeprägter Anämie folgt. Es schien deshalb von Interesse, jene Aspekte der Erythrocytenproduktion, welche zwischen dem gesunden und anämischen erwachsenen Tier charakteristische Unterschiede zeigten, denjenigen der wachsenden Ratte gegenüberzustellen.

Wachstum und Anämie
in Beziehung zum Blut- und Erythrocytenvolumen

Die Ratte wird geboren mit einem Körpergewicht von 6—7 g. Bei einer durchschnittlichen täglichen Gewichtszunahme von ungefähr 2 g erreicht sie nach 3 Wochen 50 g. Während der nächsten 5—6 Wochen verläuft das Wachstum annähernd linear mit einem Gewinn von 5 g pro Tag, übergehend in eine Phase der allmählichen Verlangsamung (Abb. 14).

Für die vorliegende Studie wurde aus praktischen Gründen als kleinstes Tier die 50 g-Ratte gewählt. Mit einer täglichen Gewichtszunahme von 10% des Körpergewichts befindet sich die Beanspruchung des Organismus auf dem Höhepunkt. Diese Situation war begleitet von ausgeprägter Anämie, die allerdings rasch verschwand. Mit 50 g lag der Hämatokrit um 30%, 3 Wochen später beim 150 g-Tier bereits über 40% (Abb. 15).

Der Charakter der Anämie des jungen Tieres wird deutlicher sichtbar, wenn im Zusammenhang betrachtet mit Veränderungen des Blut- und Erythrocytenvolumens. Bezogen auf das Körpergewicht sank das erstere mit fortschreitendem Wachstum stetig, während das letztere bei der 150—250 g-Ratte ein Maximum erreichte, zwischen dem 50 und 400 g schweren Tier aber einen nur geringen Unterschied zeigte (Abb. 16). Mit 6,7 ml gegenüber 4,8 ml pro 100 g Körpergewicht war das Blutvolumen bei der jungen Ratte 40% größer als bei der erwachsenen, das Erythrocytenvolumen mit 2,05

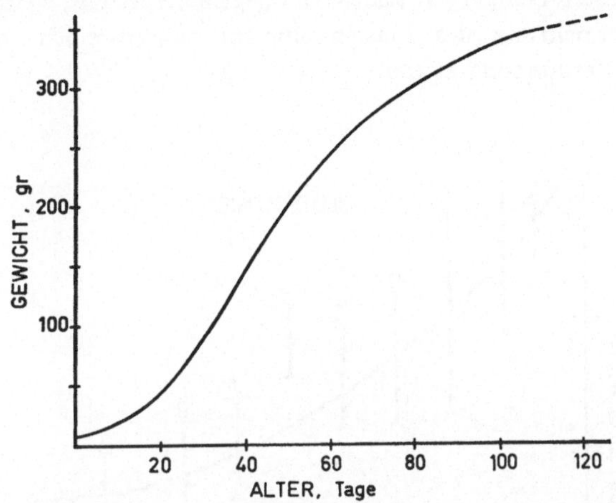

Abb. 14. Wachstumsrate des untersuchten Stammes von Sprague-Dawley-Ratten nach Angaben des Lieferanten. Die Kurve deckt sich weitgehend mit der von Garcia angegebenen [90]

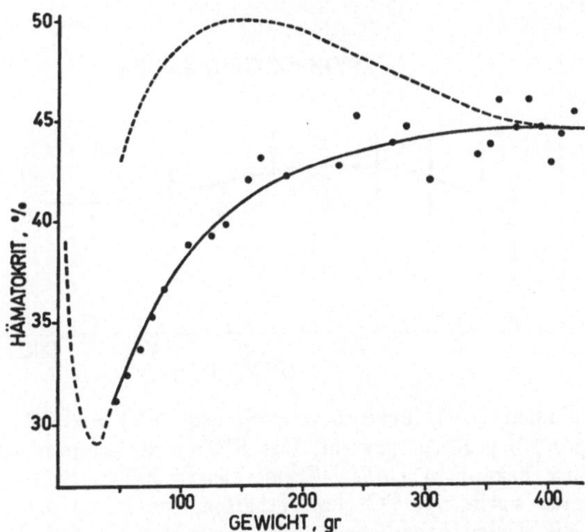

Abb. 15. Wachstum und Hämatokrit. Die Punkte entsprechen Mittelwerten von insgesamt 182 Ratten. Die Kurve unterhalb eines Gewichtes von 50 g ist Angaben der Literatur entnommen [90, 155]. Nach Korrektur des Hämatokrits der Gewichtsklassen von 50—300 g für das gegenüber der 400 g-Ratte vergößerte Blutvolumen (s. Abb. 16) verschwindet die Anämie weitgehend (- - - - - -) [88]

bzw. 2,25 ml aber nur knapp 10% kleiner. Werden die gemessenen Hämatokritwerte für das endgültige Verhältnis von Blutvolumen und Körpergewicht
korrigiert, verschwindet die Anämie; das relativ hohe Erythrocytenvolumen
kommt auf diese Weise bei den mittleren Gewichtsklassen sogar als Polycythämie zum Ausdruck (Abb. 15). Die Anämie der jungen Ratte ist, wenn
den Verhältnissen beim erwachsenen Tier gegenübergestellt, weitgehend einer
relativen Vermehrung des Plasmavolumens zuzuschreiben, mit anderen
Worten eine Verdünnungsanämie.

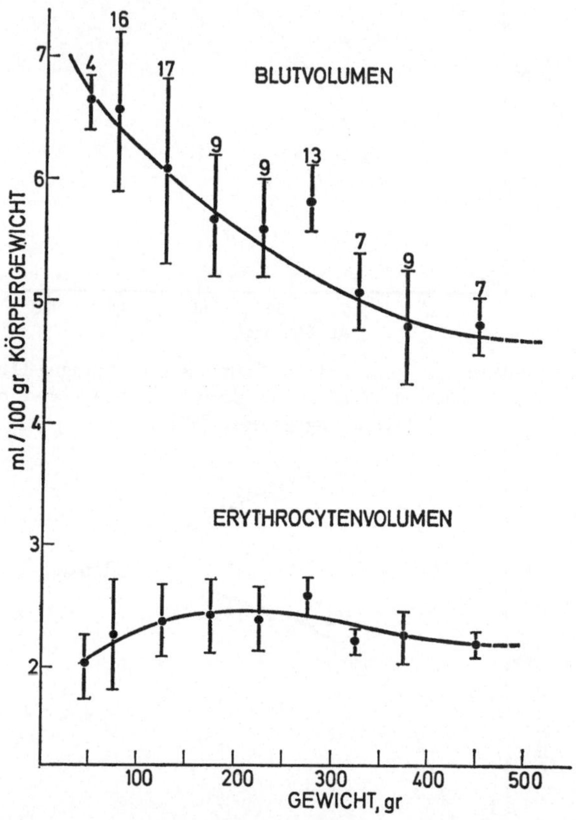

Abb. 16. Blutvolumen (BV), Erythrocytenvolumen (EV) und Wachstum, ausgedrückt in ml pro 100 g Körpergewicht. Das EV wurde bestimmt auf Grund der
Verdünnung einer bekannten Dosis ^{51}Cr-markierter Zellen (0,2—0,5 ml). Heparinisiertes Vollblut wurde mit ^{51}Cr im Verhältnis von 0,5 µc pro ml für 20 min
inkubiert und die Zellen anschließend mit Rattenplasma wiederholt gewaschen.
In 5 Ratten (200 g) erfolgte neben der Messung des EV jene des Plasmavolumens
mit transferringebundenem ^{59}Fe. Die resultierende Relation Körperhämatokrit/
venöser Hämatokrit betrug im Mittel 0,88 (0,86—0,93), worauf die Berechnung
des BV basierte. Mittelwerte ± 1 S.D. von Gruppen von Tieren (Anzahl in Klammern) [88]

Reticulocytenzahl und Zellindices

Die Anämie bei jungen Tieren ging einher mit ausgesprochener Reticulocytose. Beim 50 g-Tier waren mehr als 20⁰/o der zirkulierenden Erythrocyten Reticulocyten. Erst mit Erreichen von 250 g sank die Reticulocytenfraktion unter 2⁰/o (Abb. 17). Auch für die experimentelle Verdünnungs-

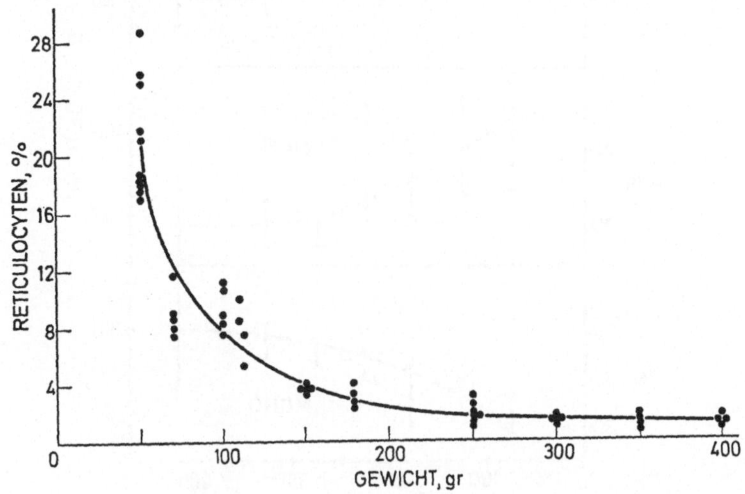

Abb. 17. Reticulocytenzahl, ausgedrückt in ⁰/o der Erythrocyten, und Wachstum. Jeder Punkt entspricht einem einzelnen Tier [88]

anämie ist Reticulocytose typisch und führt bei anhaltender Senkung des Hämatokrits zur Zunahme des Erythrocytenvolumens [15]. Die Vermehrung des Plasmavolumens bei der rasch wachsenden Ratte hat wohl mehr als einen Grund; man ist allerdings versucht, hier einen Mechanismus zu erkennen, der die adäquate erythropoietische Stimulation des Marks und damit die rasche Expansion des Erythrocytenvolumens ermöglicht.

Das junge anämische Tier bildet Erythrocyten von gleichen Dimensionen wie das erwachsene unter exeprimenteller Blutungsanämie. Der charakteristische, anämieinduzierte Makroreticulocyt, neben dem großen Zellvolumen gekennzeichnet durch den hohen Hämoglobingehalt und die tiefe Hämoglobinkonzentration, tritt damit auch unter physiologischen Verhältnissen in Erscheinung. In der 75 g-Ratte betrug das mittlere Zellvolumen 75 μ^3; erst im 3 Monate alten, 300 g schweren Tier wurde der endgültige Wert von 60 μ^3 beobachtet (Abb. 18, vgl. auch Abb. 11).

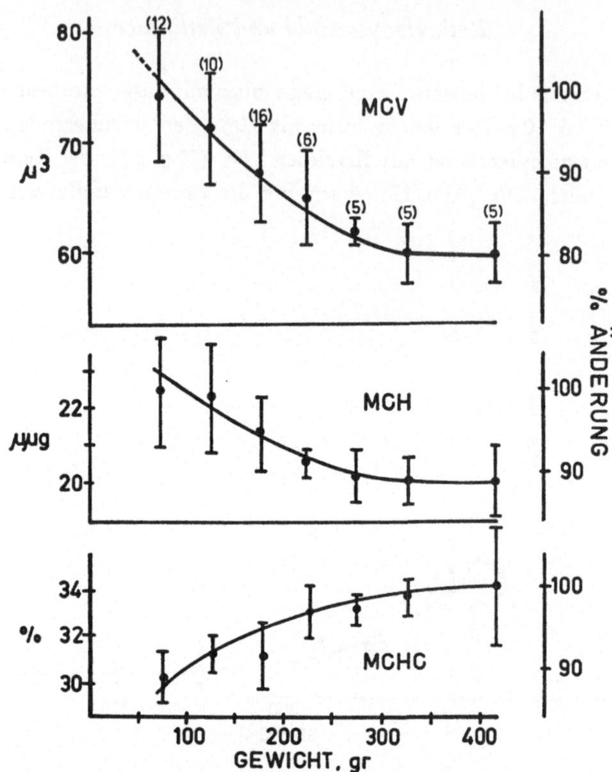

Abb. 18. Erythrocytenindices und Wachstum. Mittelwerte ± 1 S.D. von Gruppen von Tieren (Anzahl in Klammern) [88]

Erythrokinetik: Markeisen-Transitzeit, Reticulocytenreifung und Erythrocytenüberlebenszeit

Verglichen mit den in Kapitel 3 ausführlich dargestellten Verhältnissen der erwachsenen normalen und gebluteten Ratte nimmt das normale 50 g-Tier, was den Grad der Anämie, der Reticulocytose und Makrocytose betrifft, eine Mittelstellung ein. Für die gemessenen zeitlichen Parameter der Erythrocytenproduktion, die Markeisen-Transitzeit als Ausdruck der medullären Reifungszeit sowie die Reticulocytenmaturationszeit ist damit die gleiche Zwischenstellung zu erwarten.

Die Markeisen-Transitzeit lag bei der jungen Ratte mit 18 Std tatsächlich zwischen den Werten im erwachsenen Tier von 30 bzw. 9 Std. Verglichen mit der Radioeisenabgabe aus dem Knochenmark war die Beschleunigung der Radioeiseninkorporation in die zirkulierenden Zellen, bedingt durch die Eisen inkorporierende Aktivität der Reticulocyten, offensichtlich (Abb. 19; vgl. auch Abb. 1). Die Eisenutilisierung für die Erythropoiese lag mit ungefähr 80% wiederum zwischen jener der erwachsenen Versuchstiere.

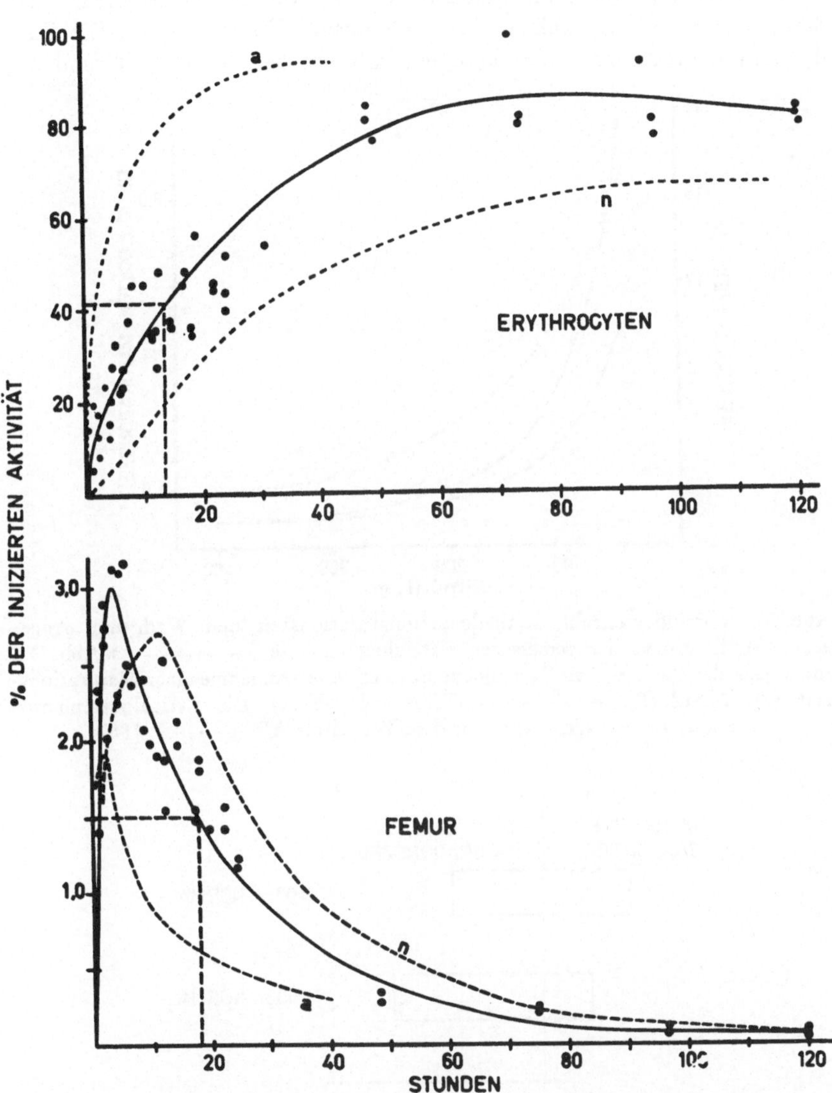

Abb. 19. Radioeiseninkorporation in die zirkulierenden Erythrocyten (obere Bildhälfte) und Radioeisenaufnahme beziehungsweise -abgabe durch den Femur der
50 g-Ratte. Die Resultate sind ausdrücklich in % der injizierten Dosis (bezüglich
Methodik vergleiche Legende zu Abb. 1). Jeder Punkt entspricht einem Tier. Die
gestrichelten Linien repräsentieren die Kurven der normalen (n) und anämischen (a)
erwachsenen Ratte. Weiterhin angegeben ist die Markeisen-Transitzeit. Sie umfaßt
das Zeitintervall zwischen Radioeiseninjektion und Reduktion der Knochenmark-
(Femur)-Aktivität auf die Hälfte des Höchstwertes beziehungsweise die Zeit bis
zum Erreichen von 50% der maximalen Erythrocytenaktivität [88]

Die Reticulocytenmaturationszeit wurde nicht direkt gemessen. Ihre Schätzung ist indessen anhand der vorhandenen Daten möglich. Die Zahl der täglich produzierten Erythrocyten läßt sich berechnen auf Grund der

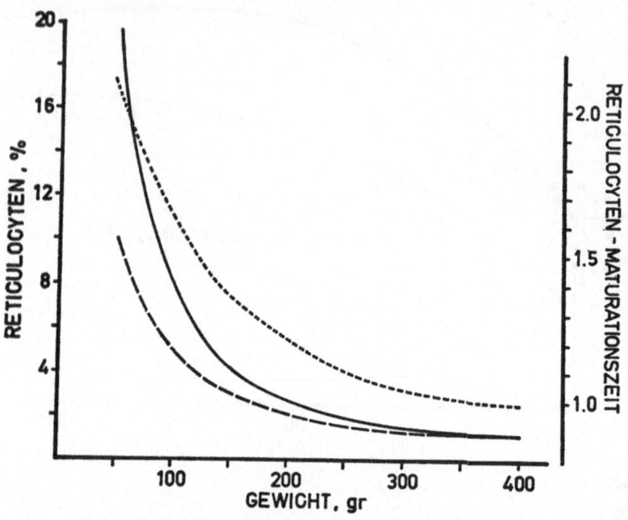

Abb. 20. Reticulocytenzahl, Reticulocytenmaturationszeit und Wachstum. Angegeben ist die Kurve der gemessenen Reticulocytenwerte (————, s. Abb. 17), sowie jene der theoretischen Reticulocytenzahlen unter Annahme einer Maturationszeit von 24 Std (B, — — — — —, Erklärung s. Text). Die Reticulocytenmaturationszeit in Tagen entspricht dem Verhältnis A/B (- - - - - -) [88]

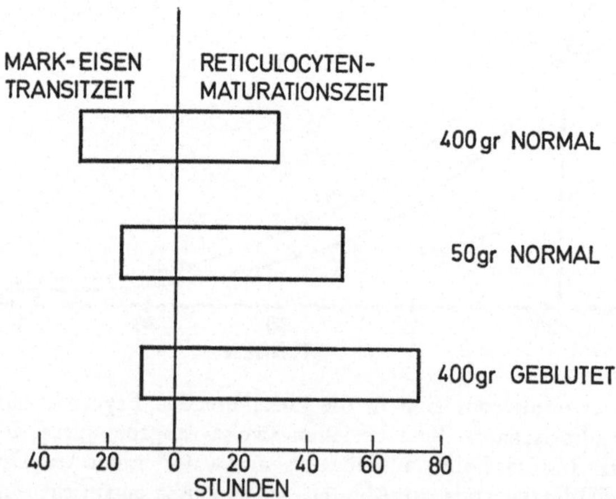

Abb. 21. Markeisen-Transitzeit (MET) und Reticulocytenmaturationszeit (RMZ) in den drei untersuchten Tiergruppen. Die MET ist den Femur-Aktivitätskurven entnommen (Abb. 1 und 18). Die RMZ der 50 g-Ratte beruht auf Berechnungen (s. Text). Die Beziehung zwischen MET und tatsächlicher medullärer Reife- oder Transitzeit ist nicht bekannt

Wachstumsrate sowie des totalen und mittleren Erythrocytenvolumens der verschiedenen Altersstufen (Tabelle 3). Dauert die Reticulocytenmaturation einen Tag, sind die Anteile der Reticulocyten (R) sowie der täglich gebildeten Erythrocyten (Ec/Tag) an der Gesamtzahl der zirkulierenden Erythrocyten (E) identisch. Der Quotient

$$\frac{R\,(\%)\cdot E\,(\cdot 10^6)}{100\cdot Ec/Tag\,(\cdot 10^6)}$$

ist damit Ausdruck der Reticulocytenmaturationszeit. Für die 50 g-Ratte lag sie um 50 Std und damit zwischen den in vivo bestimmten Werten des anämischen und normalen Tieres von 75 bzw. 30 Std (Abb. 20, s. auch Abb. 5 und 6). Die Mittelstellung des rasch wachsenden Jungtieres mit Verdünnungsanämie bestätigt sich erneut. Abb. 21 soll diese Verhältnisse nochmals verdeutlichen. Die schematische Darstellung der Erythrokinetik in den untersuchten experimentellen Situationen bringt die umgekehrte Beziehung zwischen medullärer Reifezeit und Reticulocytenmaturationszeit klar zum Ausdruck. Zur direkten Bestimmung der 30stündigen normalen Reticulocytenmaturationszeit in vivo dienten 250 g-Ratten; der entsprechende berechnete Wert lag mit 27 Std nur wenig tiefer. Bei größeren Tieren nahm die Unterschätzung der tatsächlichen Maturationsperiode mit der indirekten Methode zu, wahrscheinlich infolge einer gewissen Überschätzung der Zellproduktion der über 250 g schweren Tiere. Auf Grund der Daten von Tabelle 3 würde die Reticulocytenreifung der 400 g-Ratte noch 0,7 Tage dauern; in Abb. 20 wird sie mit einem Tag angegeben.

Die mittlere Lebensdauer des Rattenerythrocyten liegt nach übereinstimmenden Befunden verschiedener Autoren um 60 Tage [45, 111, 142]. Trifft dies für die Erythrocyten des Jungtieres ebenfalls zu, erreichen die kurz nach der Geburt gebildeten Zellen erst bei einem Körpergewicht von 200 bis 250 g das Ende ihrer Lebensspanne. Gleich wie für die anämieinduzierten Makrocyten des erwachsenen Tieres ist aber auch für jene der jungen Ratte die rasche Destruktion angenommen worden [155]. Die im vorangehenden Kapitel dargestellten Studien über die Transformation des Makroreticulocyten in eine lebensfähige Zelle annähernd normaler Dimensionen sind mit dieser Auffassung nicht ohne weiteres vereinbar. Eine erste Information über die Lebensfähigkeit der durch die 50 g-Ratte gebildeten Zellen, die ein mittleres Volumen von 80 μ³ besitzen, ließ sich wiederum durch rechnerische Überlegungen gewinnen. Zu diesem Zweck wurde die quantitative Markleistung des Jungtieres jener des erwachsenen gegenübergestellt sowohl in Beziehung auf die Erythrocytenproduktion pro Gramm Körpergewicht als auch auf den Plasmaeisenumsatz, ausgedrückt als Milligramm pro 100 ml Vollblut. Kurzlebigkeit der „jungen" Makrocyten müßte sich in einer stärkeren Steigerung des Plasmaeisenumsatzes, welcher die Hämoglobinsynthese widerspiegelt, äußern.

Tabelle 3. *Vergleichende hämatologische Befunde der Ratte zwischen 50 und 400 g Körpergewicht. Die Zahlen wurden den Abb. 14, 15, 16, 17 und 18 entnommen oder auf Grund der Daten berechnet. Hkt = Hämatokrit, BV = Blutvolumen, EV = Erythrocytenvolumen, MCV = mittleres Erythrocytenvolumen, EC = Erythrocyten, KG = Körpergewicht* [88]

Gewicht (g)	Alter (Tage)	Hkt (%)	BV (ml) pro 100 g	EV (ml)	Zunahme EV pro Tag (ml)	MCV (μ^3)	Ec/Tier ($\cdot 10^9$)	Ec gebildet/Tag ($\cdot 10^9$)	(%)	Reticulo-cyten (%)	Produzierte Ec/Tag/g KG ($\cdot 10^9$)
20 [a]	8	30,0	7,0	0,42	0,025	80	5,2	0,313	6,0		12,5
50	21	31,0	6,70	1,10	0,110	78	14,1	1,41	10,0	21,0	28,1
75	26	35,2	6,44	1,70	0,113	74	23,0	1,50	6,5	12,0	20,0
100	31	38,0	6,25	2,30	0,115	73	31,6	1,57	5,0	8,0	15,7
125	36	39,0	6,08	2,90	0,116	71	41,0	1,64	4,0	5,5	13,0
150	41	41,0	5,90	3,40	0,113	68	50,0	1,66	3,3	4,0	11,1
175	47	42,0	5,75	4,00	0,103	67	60,0	1,55	2,6	3,3	8,9
200	53	42,6	5,60	4,50	0,088	65	69,0	1,35	1,95	2,75	6,8
250	66	43,4	5,35	5,80	0,060	62	94,0	1,67 [b]	1,78	2,0	6,8
300	83	44,0	5,13	7,20	0,036	61	118,0	2,19 [b]	1,85	1,5	7,3
400	150	44,0	4,80	8,90	0,022	60	149,0	2,84 [b]	1,90	1,3	7,1

[a] Geschätzt basierend auf Angaben der Literatur [90].

[b] Korrigiert für altersbedingten Erythrocytenuntergang unter Annahme einer mittleren Erythrocytenüberlebenszeit von 60 Tagen.

Pro Gramm Körpergewicht bildete das 50 g-Tier $28 \cdot 10^6$ Erythrocyten täglich, die 200—400 g schwere Ratte $7,0 \cdot 10^6$ (Tabelle 3). Bezogen auf die Körpermasse erreichte die Produktion des wachsenden Tieres demnach das Vierfache des erwachsenen (Abb. 22). Der tägliche Plasmaeisenumsatz betrug in den beiden Situationen 2,1 bzw. 6,3 mg pro 100 ml Vollblut (Abb. 23). Der Erythrocyteneisenumsatz ergibt sich nach Korrektur für die Eisenutilisierung, welche 65⁰/o bzw. 80⁰/o erreichte (Abb. 1 und 19). Er war $0,65 \cdot 2,1 = 1,36$ mg in der erwachsenen Ratte und $0,80 \cdot 6,3 = 5,0$ mg im Jungtier, oder das 3,7fache im letzteren.

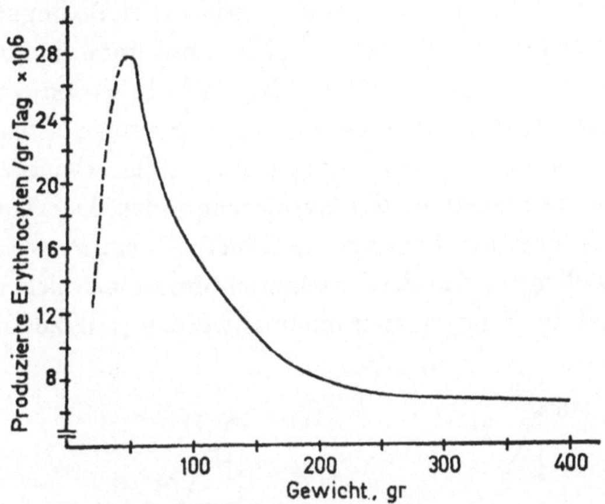

Abb. 22. Erythrocytenproduktion und Wachstum [88]. Die Zahl der täglich gebildeten Erythrocyten wurde bezogen auf das Körpergewicht in Gramm. Die ausgezogene Kurve basiert auf Zahlen in Tabelle 3, die gestrichelte auf Angaben in der Literatur [90]

Selbstverständlich sind diese Rechnungen als recht grobe Schätzungen zu werten. Die Destruktion einer signifikanten Fraktion der während des raschen Wachstums gebildeten Makrocyten scheint aber unwahrscheinlich. Die vergleichende Bestimmung der Überlebensraten unter verschiedenen Bedingungen gebildeter Zellkohorten unterstützt diese Auffassung. Intakten Empfängertieren wurden radioeisenmarkierte, 24 Std alte Erythrocytenpopulationen normaler und anämischer erwachsener Tiere sowie 50 g wiegender Jungratten übertragen. Die Kurven der beiden letztgenannten Gruppen stimmten weitgehend überein und lagen nur wenig unterhalb derjenigen der normalen Zellen (Abb. 24). Der Unterschied überschritt kaum 5⁰/o am 10. Tag und erreichte auch später nicht mehr als 10⁰/o. Ursache für die Differenz sind entweder die geringere Lebensfähigkeit oder der vermehrte Pigmentverlust der anämieinduzierten Zellen; der letztere Vorgang dürfte dabei der entscheidende sein (s. dazu Kapitel 4).

Auf der Höhe der physiologischen Anämie der Ratte gleicht die Erythropoiese ganz jener des erwachsenen Tieres mit Blutungsanämie. Die Normalisierung vollzieht sich mit fortschreitendem Wachstum sehr allmählich. Dienen die Zellindices als Maßstab, kann erst nach Überschreitung eines Gewichtes von 300 g von definitiven Verhältnissen die Rede sein. Ein Gleichgewicht zwischen Zellproduktion und Zelldestruktion wird in der Ratte infolge der anhaltenden Gewichtszunahme nie vollständig erreicht. Die allmähliche Kontraktion des Blutvolumens vermindert allerdings den wachstumsbedingten Mehrbedarf an Erythrocyten stetig. Die Ähnlichkeit der Dynamik der Erythrocytenbildung unter den zwei verschiedenen Bedingungen von Anämie erhellt auch aus zellkinetischen Studien. Lord fand in jungen Ratten bis zu einem Körpergewicht von 50—80 g nach Injektion von ^{3}H-Thymidin signifikant höhere Markierungsindices der Erythroblasten als bei älteren Tieren [151]. Blutung oder Dauerbestrahlung der erwachsenen Ratte resultierte in erneuter Steigerung des Markierungsindex. Der Autor interpretierte seine Befunde mit der Annahme variabler Generationszeiten der erythropoietischen Zellen; in den drei erwähnten Situationen der maximalen Beanspruchung soll die Zellcycluszeit minimal werden (s. dazu Kapitel 3).

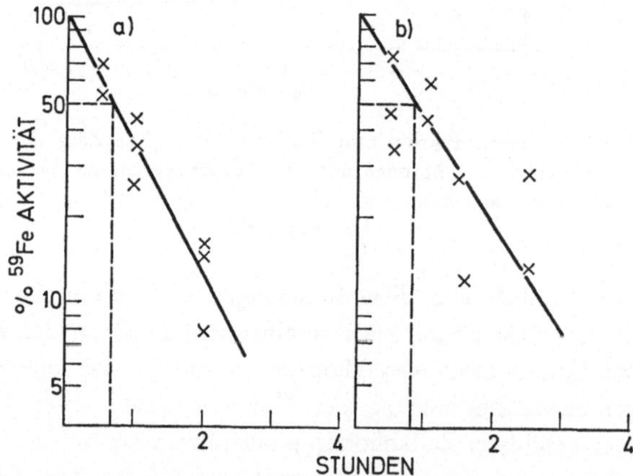

Abb. 23. Initiale Verschwinderate von transferringebundenem ^{59}Fe in der 50 g- (a) und der 300—400 g-Ratte (b). Die Daten entstammen den Markeisen-Transitzeit-Studien (Abb. 1 und 19). Jeder Punkt entspricht einem Tier, wobei Prozente der initialen Plasmaaktivität angegeben sind. Der Plasmaeisenumsatz wurde berechnet nach der Formel:

$$\text{mg/100 ml Vollblut/Tag} = \frac{\text{Plasmaeisen (µg/100 ml)}}{T\frac{1}{2}} \cdot \frac{100 - \text{Hämatokrit (\%)}}{100}$$

(s. dazu Kapitel 6). Die Mittelwerte für Serumeisen und Hämatokrit für die erwachsenen und jungen Ratten waren 183 und 353 µg-% bzw. 44 und 31%

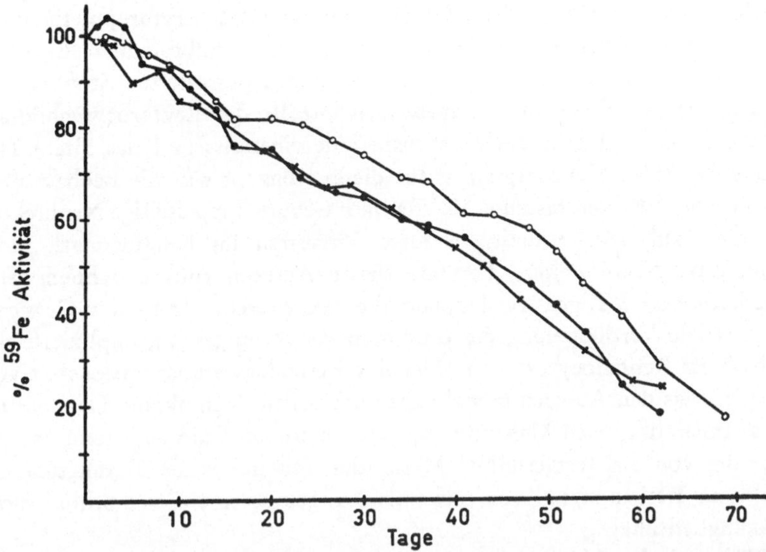

Abb. 24. Überlebenskurven von bei Beginn der Studie 24 Std alten Erythrocyten-kohorten erwachsener normaler (O—O) und anämischer (X—X) Ratten sowie von normalen 50 g-Tieren (●—●). In jeder Gruppe erhielten je 6 Spender 20 μc transferringebundenes ^{59}Fe (50 g-Ratte: 3 μc). 24 Std später wurden einer gleichen Zahl von 400 g Empfängertieren 0,5 ml Vollblut übertragen. Die Bestimmung der zirkulierenden Aktivität erfolgte 1—2mal wöchentlich in 0,02 ml Vollblut. Zwecks Reduktion der Radioeisenutilisierung wurde gleichzeitig Eisen-Dextran injiziert. Die Punkte entsprechen Mittelwerten der 6 Tiere jeder Gruppe. Für die Blutverluste und das Wachstum der Empfänger wurde nicht korrigiert; die Kurven sind daher nicht repräsentativ für die effektiven Überlebenszeiten [88]

Regulation der fötalen und neonatalen Erythropoiese

Die Bedeutung dieser Befunde würde im Falle unterschiedlicher Regu-lationsmechanismen der Erythropoiese in der jungen, rasch wachsenden Ratte und im erwachsenen Tier stark eingeschränkt. Topographisch durchläuft die Bildung sauerstofftransportierender Zellen während der fötalen Entwick-lung eine Reihe verschiedener Stationen. Der Beginn liegt im Dottersack, wahrscheinlich ausgehend von Zellen, die aus dem Primitivstreifen auswan-dern. Hauptort der Blutbildung während der Fötalperiode ist die Leber, die möglicherweise auf dem Blutweg durch zirkulierende erythropoietische Stammzellen besiedelt wird [173]. Kurz vor der Geburt setzt in der Ratte die Erythrocytenproduktion in Milz und Knochenmark ein, um ungefähr vom 40. Tage an ausschließlich vom Knochenmark übernommen zu werden [155]. Schon vor Jahren zeigten Jacobson u. Mitarb., daß Transfusions-polycythämie der graviden Maus die Entwicklung der fötalen Erythropoiese unbeeinflußt läßt. Die letztere scheint damit unabhängig vom mütterlichen

Erythropoietin [122]. Es ist allerdings möglich, daß Erythropoietin nicht allein für die Aktivierung der mütterlichen und embryonalen Erythropoiese verantwortlich ist [126]. Darüber hinaus postulierten Stohlman u. Mitarb. die grundsätzlich verschiedene Kontrolle der Erythrocytenbildung für die fötale und postnatale Lebensperiode einerseits und das ältere Tier anderseits [155]. Hauptargument für dieses Konzept war die Beobachtung, daß in jungen Ratten bis zum 30. Tag nach Geburt doppelseitige Nephrektomie die Zahl der kernhaltigen roten Vorstufen im Knochenmark nicht beeinflußte. Noch weitere Befunde dieser Autoren sind erwähnenswert: Innerhalb von 5 Tagen verdoppelte die neugeborene Ratte das Gewicht; die parallele Verdoppelung des Blutvolumens vorausgesetzt, implizierte die beobachtete Reticulocytose von 45% eine Reticulocytenmaturationszeit von 4 Tagen, was den Autoren unwahrscheinlich schien. Signifikante Destruktion der anämieinduzierten Makroreticulocyten wurde deshalb angenommen. Im Licht der von uns festgestellten Maturationszeit der unter Blutungsanämie gebildeten Reticulocyten von mehr als 3 Tagen scheint dieser Schluß nicht unbedingt stichhaltig.

Während der Phase der wachstumsbedingten Anämie kann maximale Knochenmarksaktivität erwartet werden. Auch im Falle, daß Erythropoietin der Regulator ist, scheint es nicht wahrscheinlich, daß exogen verabreichtes Erythropoietin die zusätzliche Steigerung der Erythrocytenproduktion herbeiführt. Von solchen Überlegungen ausgehend, setzte Garcia Ratten verschiedenen Alters intermittierender Hypoxie aus [91] oder behandelte sie mit Erythropoietin [92]. Eine beschleunigte Vermehrung des Erythrocytenvolumens als Ausdruck der adäquaten Beantwortung auf die indirekte und direkte Stimulation des Marks blieb während der Phase der physiologischen Anämie tatsächlich aus. Neuere Untersuchungen erbrachten nun den Nachweis der Existenz erythropoietinsensibler Zellen in der fötalen Leber im Verlauf umschriebener Perioden der Gestationszeit, welche bei Maus und Ratte ungefähr 20 Tage dauert. Nach Cole u. Mitarb. sind die hämoglobinsynthetisierenden Zellen dieser beiden Species während der frühesten Embryonalzeit auf Erythropoietin kaum ansprechbar; es folgt eine Phase der ausgesprochenen Erythropoietinempfindlichkeit, anschließend aber völlige Resistenz [51]. Die Autoren vermuten, daß die endogene Erythropoietinbildung beim Übergang der zweiten in die dritte Phase einsetzt.

Um die Aussagekraft der erythrokinetischen Befunde in der jungen anämischen Ratte zu erhöhen, wurde Plasma von 40—50 g schweren Tieren auf die Präsenz von Erythropoietin untersucht. Verwendet wurde eine der üblichen Bestimmungsmethoden, die alle auf der Aktivierung der unterdrückten Erythropoiese in der polycythämischen Maus [1] oder Ratte [185] basieren. Wiederholte Injektionen von Plasma der jungen Tiere steigerte die 48 Std-Radioeiseninkorporation in die zirkulierenden Erythrocyten der Ratte mit Transfusionspolycythämie von 6,5 auf 17%. Demgegenüber war das Plasma normaler erwachsener Tiere unwirksam (Abb. 25). Das Ergebnis läßt an der physiologischen Bedeutung von Erythropoietin für die Regulation der Erythrocytenproduktion im wachsenden Jungtier kaum zweifeln. Ergänzend sei bemerkt, daß auch im Nabelvenenblut des menschlichen Neugeborenen erythropoietische Aktivität festgestellt worden ist [106].

Die Komplexität der Entwicklung des hämoglobinbildenden und -transportierenden Zellsystems sei abschließend am Beispiel der beobachteten Sequenzen des Auftretens verschiedener Hämoglobine illustriert. Im Dottersack der Maus werden drei fötale Hämoglobine synthetisiert, die nach Einsetzen der hepatischen Hämopoiese fast schlagartig und endgültig durch das einzige adulte Hämoglobin abgelöst werden [64]. Die erythropoietischen Dottersackzellen der Ratte produzieren zwei Hämoglobintypen, zu denen später drei weitere „hepatische" Hämoglobine hinzutreten; alle fünf persistieren postnatal, wenn auch in veränderten relativen Quantitäten [121].

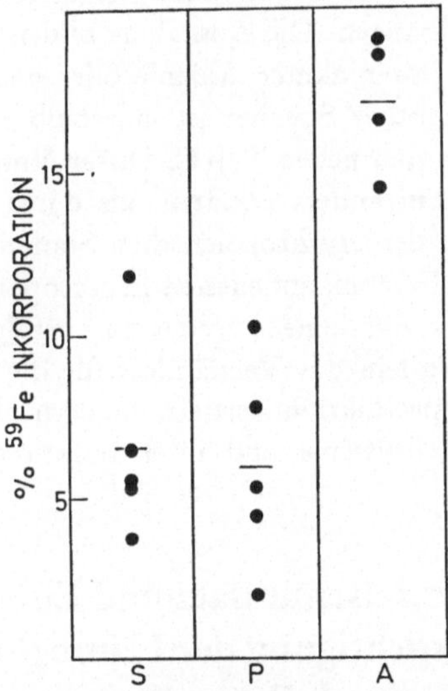

Abb. 25. Erythropoietische Aktivität im Plasma der jungen Ratte. Das Gewicht der 40 verwendeten Tiere betrug 43±6,5 g (1 S.D.), der Hämatokrit 26±3,5%. Die 15 Testtiere wogen initial 200±5 g und wurden an den Tagen 0 und 1 mit je 6 ml Vollblut normaler Spender transfundiert und in drei Gruppen unterteilt. An den Tagen 3, 4 und 5 wurden in 12stündigen Abständen je 1 ml Kochsalzlösung (S), normales Rattenplasma (P) oder Plasma der Jungtiere (A) intraperitoneal injiziert. Am Morgen des 6. Tages erfolgte die intravenöse Injektion von 1 μc transferringebundenem ^{59}Fe und weitere 48 Std später die Bestimmung der in die zirkulierenden Erythrocyten inkorporierten Aktivität, wobei das Blutvolumen mit 8% des Körpergewichts angenommen wurde. Die Studie wurde mit Ratten des Osborn-Mendel-Stammes durchgeführt. Die polycythämiebedingte Markdepression war weniger ausgeprägt als in Kapitel 2 angegeben. Wahrscheinlicher Grund ist der tiefere Hämatokrit (55 gegenüber 65%), bedingt durch die Gewichtszunahme von durchschnittlich 40 g der hier verwendeten Testtiere

Im menschlichen Blut finden sich bekanntlich die drei Hämoglobine HbA, HbA$_2$ und HbF. Letzteres dominiert bis zur Geburt, um dann weitgehend durch HbA ersetzt zu werden. Embryonale menschliche Hämoglobine sind kürzlich ebenfalls bekannt geworden [119]. Diese Vielgestaltigkeit dürfte teils Ausdruck der Realisierung funktioneller Vorteile, teils nicht eliminierter, phylogenetischer Reste sein. Die Synthese unterschiedlicher Hämoglobinpolypeptide ist verschiedenen Zellreihen, Klonen, zugeschrieben worden [64]. Ebenso gut möglich ist, daß zu verschiedenen Zeitpunkten unterschiedliche Strukturgene Expressivität erlangen [13, 121]. Für beide Situationen stellt sich die Frage nach der Regulation und damit sofort jene nach der Rolle von Erythropoietin. Auch hier scheinen speciesspezifische Unterschiede vorzuliegen, welche die Verallgemeinerung einzelner Befunde verbieten. Im Rattenembryo erzeugt Erythropoietin sowohl in vitro als in vivo keine Verschiebung der synthetisierten Hämoglobinfraktionen [121]. Vermehrte erythropoietische Stimulation bei erwachsenen Tieren führt ebenfalls nicht zu derartigen Veränderungen. Die Ausnahme bilden Schafe homozygot für Hämoglobin A [80]. Unter akuter Anämie oder nach wiederholter Injektion von Plasma anämischer Spender ist innerhalb einer Woche alles neugebildete Hämoglobin vom neuen Typ C. Dieser Vorgang ist reversibel. Er läßt sich vorläufig kaum anders erklären, als durch die Veränderung der genetischen Expression der erythropoietischen Stammzellen unter der Wirkung eines humoralen Faktors, am ehesten Erythropoietin. Es wird Aufgabe der Zukunft sein, diese Phänomene weiter zu verfolgen. Mit Bestimmtheit werden dadurch nicht allein das Verständnis für die wirksamen Mechanismen der Erythrocytenproduktion vertieft, sondern allgemeine Einblicke in die Regulation der Zellsysteme und ihrer funktionellen Manifestationen gewonnen.

6. Plasmaeisenumsatz und Eisenstatus unter Berücksichtigung der Hämoglobinsynthese durch Reticulocyten

Der Eisenbestand des Säugetierorganismus übersteigt nur wenig den biologischen Eisenbedarf. Der größte Teil des Körpereisens ist eingebaut in das zirkulierende Hämoglobin. Zwischen die Orte des Hämoglobinabbaus im reticuloendothelialen System und der Pigmentsynthese in den erythropoietischen Zellen schiebt sich als Transportkompartiment der Transferrin-Eisenpool (s. Kapitel 7). Bei normaler und gesteigerter Erythropoiese reflektiert der Plasmaeisenumsatz weitgehend die Markaktivität [70]. Seine Bestimmung basiert auf der initialen Verschwinderate einer Tracerdosis transferringebundenen Radioeisens, der Serumeisenkonzentration und der Größe des initialen Verteilungsraumes, d. h. des Plasmavolumens. Die Übertragung jener Radioeisenfraktion, welche in den zirkulierenden Erythrocyten erscheint, auf den Plasmaeisenumsatz, ergibt den Erythrocyteneisenumsatz. Die erythropoietische Markleistung wird damit etwas überschätzt, da dem Eisenreflux nicht Rechnung getragen wird. Größere Diskrepanzen zwischen Plasma- und Erythrocyteneisenumsatz kennzeichnen Zustände von ineffektiver Erythropoiese, charakterisiert durch intramedulläre Destruktion eines Teils der in Bildung begriffenen Zellen. Es ist zweckmäßig, den Plasmaeisenumsatz auszudrücken als Milligramm Eisen pro 100 ml Vollblut und Tag [70]. Dies erlaubt den direkten Vergleich zwischen verschiedenen Individuen. Vorausgesetzt wird dabei die Proportionalität zwischen Zellproduktion und Blutvolumen zur Aufrechterhaltung eines bestimmten Erythrocytenvolumens.

Vermehrte Stimulation, z. B. durch Anämie oder Hypoxie, beantwortet das intakte Knochenmark mit Veränderungen der Zellbildung und Zellreifung (Kapitel 3), resultierend in gesteigerter Zellproduktion. Diese drückt sich unmittelbar aus in der Markhyperplasie, der Reticulocytose und der Steigerung des Plasmaeisenumsatzes. Im vorliegenden Kapitel wird die quantitative Antwort des Knochenmarks auf experimentelle Blutungsanämie untersucht. Es soll zum Ausdruck kommen, in welch entscheidender Weise die Menge des zur Verfügung stehenden Eisens die Markleistung limitiert. Das gewählte experimentelle System machte zudem kaum bekannte, akut auftretende und akut reversible Folgen des Eisenmangels sichtbar.

Die vielfach untersuchte Fähigkeit der Reticulocyten zur Hämoglobinsynthese [150, 245] kommt auch in anderen Kapiteln zur Darstellung. Es stehen dort die Probleme der Eisenaufnahme und Eisenassimilation (Kapitel 7) sowie der Regulation der Hämoglobinsynthese (Kapitel 8) zur Diskussion. Demgegenüber haben die quantitativen Aspekte der in den zirkulierenden Reticulocyten ablaufenden Hämoglobinbildung wenig Aufmerksamkeit gefunden [16, 57]. Die systematische Analyse dieses Phänomens ist ebenfalls Ziel dieses Kapitels. Es wird zu zeigen sein, daß die Reticulocyten der normalen Ratte den Plasmaeisenumsatz in meßbarer Weise beeinflussen und daß dieser Beitrag im anämischen Tier, im Zusammenhang mit der Rechtsverschiebung der Zellreifung, ein unerwartetes Ausmaß erreicht.

Erythropoietische Markaktivität und Eisenstatus

Fortgesetzte Blutung führt zur raschen Mobilisierung der Eisenvorräte. Der Organismus ist bestrebt, durch Beibehaltung oder sogar Erhöhung [113, 159] der Serumeisenkonzentration eine maximale erythropoietische Aktivität zu ermöglichen. Dieser Vorgang wird illustriert durch den Verlauf der Blutungsanämie in drei Gruppen von Ratten mit unterschiedlichen Eisenvorräten (Abb. 26). Die Ausprägung der sich entwickelnden Anämie verlief parallel zum Abfall des Serumeisenspiegels und stand im umgekehrten Verhältnis zum Anstieg des Plasmaeisenumsatzes. Serumeisenkonzentrationen von 44, 74 und 140 µg pro 100 ml am 6. Tag nach Beginn des Experiments entsprachen Werte für den Plasmaeisenumsatz vom 1,1-, 1,9- und 2,7fachen der Norm. Bei Berücksichtigung einer Eisenutilisierung für die Erythropoiese von 60% in der normalen und 90% in der anämischen Ratte nahm

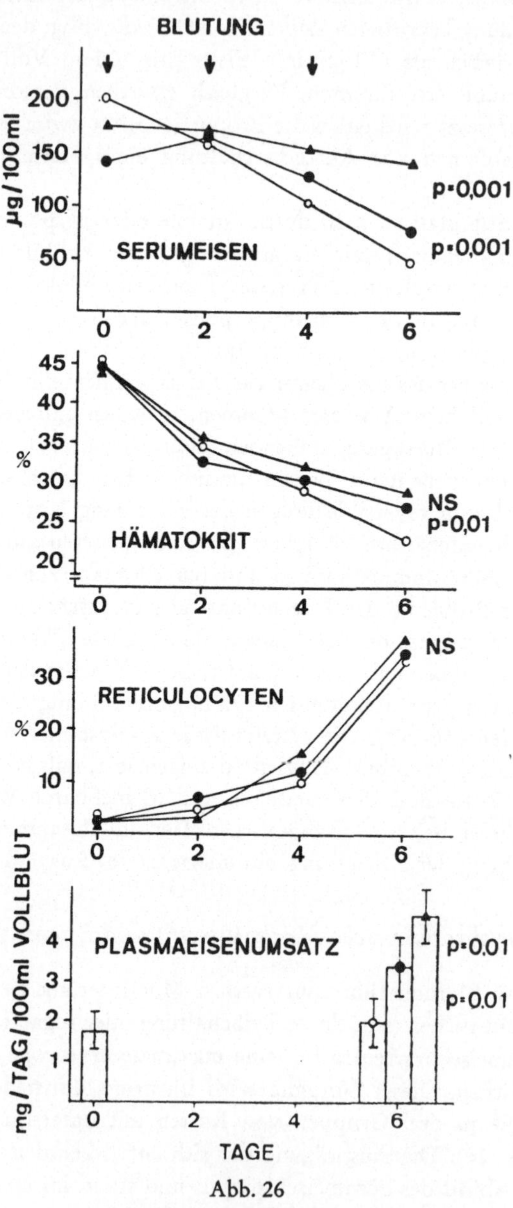

Abb. 26

die Markproduktion um den Faktor 1,8, 3 und 4 zu. Auffallenderweise trat dieser Unterschied in der Zahl der Reticulocyten kaum in Erscheinung. Ein Grund dazu mag in der kurzen Dauer des Eisenmangels liegen; Eisenumsatzmessungen 24 oder 48 Std früher hätten wahrscheinlich wesentlich kleinere Differenzen ergeben. Ein zweiter, mindestens so wichtiger Punkt wird später diskutiert: Der bei Eisenmangel gebildete Reticulocyt war wesentlich kleiner und damit, trotz gleicher Zellzahl, auch das gebildete Zellvolumen.

Die Gegenüberstellung von Plasmaeisenumsatz und Eisenkonzentration bei normalen und anämischen Ratten ergab einen bedeutsamen Unterschied. Im normalen Tier fehlte eine Relation zwischen den beiden Größen, unter Anämie schienen diese über den ganzen gemessenen Bereich in direkter Weise zu korrelieren (Abb. 27). Im letzteren Fall stieg der tägliche Plasmaeisenumsatz zwischen Eisenwerten von 100—250 µg von 3 bis über 8 mg pro 100 ml Vollblut, um in der normalen Ratte unverändert zu bleiben. Eine derartige Beziehung ist bei der megaloblastären Anämie des Menschen ebenfalls beobachtet worden [70]. Die Abhängigkeit der Markleistung vom Serumeisen nach sechstägiger Blutungsanämie wurde reflektiert durch die scheinbar wiederum lineare Beziehung zwischen dem Eisenspiegel und dem Grad der Anämie (Abb. 28). Es wird daraus klar, in welchem Maße die Serumeisenkonzentration die Reaktionsfähigkeit des erythropoietischen Gewebes bestimmt.

Im Licht dieser Beobachtungen ist die Behauptung, daß die Markleistung bei hämolytischen Anämien jener bei anderen Anämieformen überlegen sei, kritisch zu betrachten [217]. Wiederholt ist auch über eine Stimulation der Erythropoiese durch Verabreichung nicht lebensfähiger Erythrocyten, Hämolysaten oder Hämoglobin berichtet worden [36, 134, 215, 216]. Dieser stimulierende Effekt soll eine spezifische Eigenschaft des Porphyrinringes sein [36]. Die Steigerung der Globinsynthese durch Häm in vitro ist,

---

Abb. 26. Entwicklung der Blutungsanämie bei drei Gruppen von Ratten mit unterschiedlichen Eisenvorräten. Zwei Monate vor Beginn der Studie erhielt eine Gruppe 50 mg Eisen-Dextran i. m. (▲—▲), eine zweite Gruppe 15 mg (●—●), während eine weitere Gruppe ohne zusätzliches Eisen blieb (○—○). Die ersten beiden Gruppen umfaßten 8 Tiere, die letzte 6. Der Plasmaeisenumsatz wurde berechnet nach der Formel [70]:

$$\text{mg/100 ml Vollblut/Tag} = \frac{\text{Plasmaeisen (µg/100 ml)}}{T\frac{1}{2}} \cdot \frac{100 - \text{Hämatokrit (\%)}}{100}.$$

Während der ersten 20—30 min nach intravenöser Injektion von 5—10 µc transferringebundenem ^{59}Fe wurden 6—8 0,2 ml Blutproben entnommen und Plasma und Zellen sofort getrennt. Die Plasmaaktivitäten wurden auf semilogarithmischem Papier aufgetragen und durch lineare Extrapolation die initiale Aktivität und davon ausgehend die Halbwertszeit (T $\frac{1}{2}$) bestimmt. Die Punkte entsprechen Mittelwerten. Für den Plasmaeisenumsatz ist ± 1 S.D. angegeben; der gezeigte Normalwert basiert auf den 16 Tieren von Abb. 17 [87]

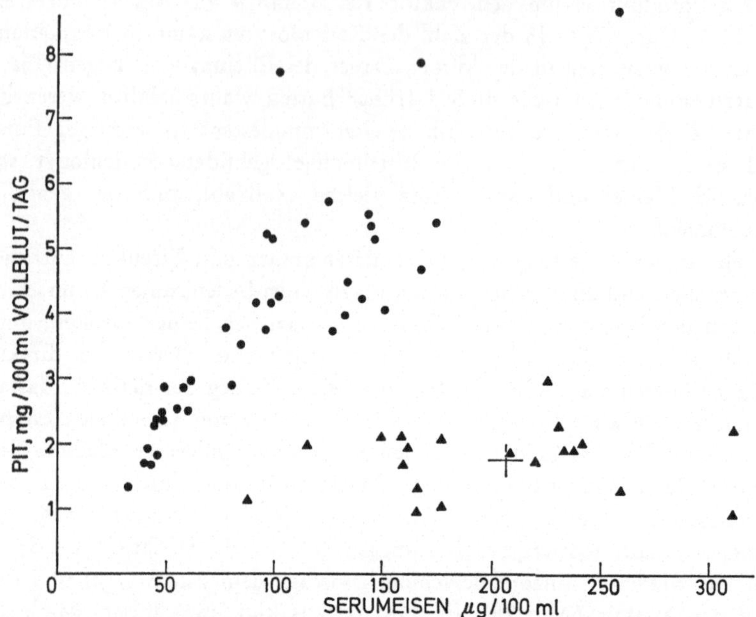

Abb. 27. Beziehung zwischen Plasmaeisenumsatz (PIT) und Serumeisenkonzentration bei anämischen Ratten am 6. Tag der Blutungsanämie (●) und bei normalen Tieren (▲). Jeder Punkt entspricht einem Tier. Durch Injektion von Eisen-Dextran minimal 6 Wochen vor den Studien wurden die Eisenvorräte variiert. Die Mittelwerte ± 1 S.D. für die normale Ratte lauten: Serumeisen 207 ± 58 µg/100 ml, PIT 1,76 ± 0,46 mg/100 ml Vollblut/Tag [87]

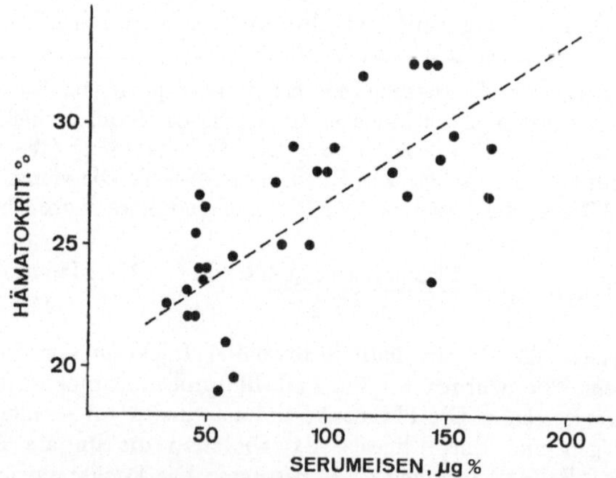

Abb. 28. Beziehung zwischen Hämatokrit und Serumeisenkonzentration in anämischen Ratten am 6. Tag der Blutungsanämie. Jeder Punkt entspricht einem Tier [87]

wie in Kapitel 8 dargelegt, experimentell gesichert, beschränkt sich allerdings in intakten Zellsystemen auf Zustände von Eisenmangel. Dabei wird das Hämmolekül für die Hämoglobinsynthese direkt verwendet. Demgegenüber vermag der lebende Organismus lediglich das Eisen zu retinieren, der Porphyrinring wird gesprengt und als Bilirubin ausgeschieden. Eigene Untersuchungen mit ^{14}C-markiertem Hämin zeigten eine Reutilisierung unter 1% der injizierten Dosis ohne Unterschied in normalen oder anämischen Ratten [89]. In der Tat hemmt Häm seine eigene Synthese in vitro [127] und in vivo [83]. Infolge der endogenen Zelldestruktion steht der Erythropoiese bei hämolytischen Anämien mehr Eisen zur Verfügung als unter Blutung normalerweise aus den Vorräten mobilisiert werden kann. Diese Auffassung wird gestützt durch Beobachtungen an Patienten mit Hämochromatose: die großen Mengen freisetzbaren Eisens erlauben unter forcierter Aderlaßbehandlung eine Markproduktion, vergleichbar jener bei chronischen Hämolysen [54]. In diesem Zusammenhang ist die Mitteilung erwähnenswert, daß bei Sphärocytose die Splenektomie trotz unverändertem Grad der Anämie vom sofortigen Rückgang des Plasmaeisenumsatzes gefolgt ist, offensichtlich in Verbindung mit dem prompten Abfall des Serumeisens [60].

Die Eisenzufuhr zum blutbildenden Knochenmark wird aber nicht allein durch die Plasmakonzentration limitiert, sondern auch durch die Größe der Durchblutung. Das Mark läßt sich als Filter betrachten, der nur so viel des arteriell angebotenen Eisens venös abfließen läßt, als er nicht benötigt. Ein

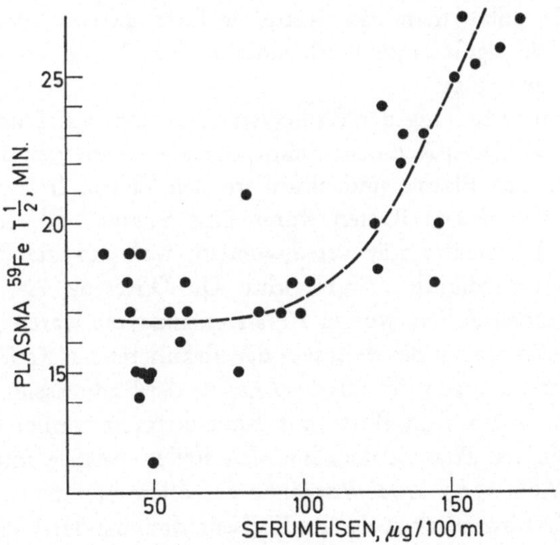

Abb. 29. Beziehung zwischen der Halbwertszeit von transferringebundenem Radioeisen im Plasma und der Serumeisenkonzentration am 6. Tag der Blutungsanämie. Jeder Punkt entspricht einem Tier [87]

solcher Zusammenhang wird wahrscheinlich gemacht durch die beobachtete Beziehung zwischen Eisenkonzentration und Radioeisenabwanderungsgeschwindigkeit. In den anämischen Tieren wurde die Halbwertszeit transferringebundenen Radioeisens unter einer Serumeisenkonzentration von ungefähr 80 µg-% konstant. Über diesem Wert verhielten sich die beiden Parameter gleichsinnig (Abb. 29). Die naheliegendste Interpretation ist die vollständige Extraktion des angebotenen Eisens durch die hämoglobinbildenden Markzellen unterhalb einer kritischen Konzentration im Plasma. Es ist anzunehmen, daß diese Situation für zirkulierende Zellen, d. h. die Reticulocyten, nicht zutrifft. Im folgenden Abschnitt wird gezeigt, daß bei Anämie und relativem Eisenmangel die Reticulocyten tatsächlich als Kompetitoren für Eisen gegenüber den Markzellen auftreten.

Die Bedeutung der Hämsynthese durch Reticulocyten

Die ferrokinetische Bedeutung der Reticulocyten erhellt aus Austauschtransfusionsexperimenten, deren Ziel es war, bei konstantem Hämatokrit und unveränderter erythropoietischer Aktivität des Knochenmarks die Zahl der zirkulierenden Reticulocyten zu ändern. Das in Abb. 30 gezeigte anämische Tier A inkorporierte in Gegenwart von 35% Reticulocyten innerhalb 30 min 70% einer Dosis transferringebundenen Radioeisens in die peripheren Zellen. Nach Entfernung der Reticulocyten machte die extrem rasche Markierung der zirkulierenden Erythrocyten einer normalen Inkorporationskurve Platz. Umgekehrt hatte die Injektion reticulocytenreichen Blutes in die polycythämische Ratte, welcher aktives erythropoietisches Mark fehlt, die signifikante Beschleunigung des Radioeiseneinbaus in die Erythrocyten zur Folge.

Die Gegenüberstellung der Radioeisen-Clearance aus Plasma und Vollblut und der cellulären Radioeiseninkorporation zeugte vom direkten Eisenaustausch zwischen Plasma und zirkulierenden Zellen. In zwei gleichzeitig untersuchten anämischen Ratten waren eine Stunde nach Injektion 90% der initialen Plasmaaktivität verschwunden, während die Reduktion der Vollblutaktivität lediglich 20% erreichte. Die Differenz, 70%, fand sich in den zirkulierenden Zellen, wovon 30% Reticulocyten waren (Abb. 31 a).

Eine erste Schätzung des Beitrages der zirkulierenden Reticulocyten zum Plasmaeisenumsatz ergab sich aus der Analyse der Radioeiseninkorporationskurve. In der anämischen Ratte mit Reticulocytose verlief diese in zwei deutlich getrennten Phasen; dem initialen steilen Anstieg folgte die rasche Abflachung (Abb. 31 b). Zwei Vorgänge vor allem bestimmen den Kurvenverlauf: die Geschwindigkeit der Radioeisenaufnahme durch die zirkulierenden Zellen und der Einstrom markierter Vorläufer aus dem Knochenmark in die Blutbahn. Der erste Vorgang dominiert, solange das Angebot von Plasmaaktivität an die peripheren Zellen anhält. Das extrapolierte zweite

Kurvensegment schnitt die Ordinate zwischen 65 und 70%, welche dem Anteil der Reticulocyten am Plasmaeisenumsatz entsprechen. Von den Reticulocyten aufgenommenes Eisen wird rasch und quantitativ in Häm eingebaut (Kapitel 7). Aus folgenden weiteren Gründen darf die Hämsynthese der Hämoglobinbildung gleichgestellt werden: nur Reticulocyten, nicht aber Erythrocyten sind imstande, Transferrineisen aufzunehmen [124]; die

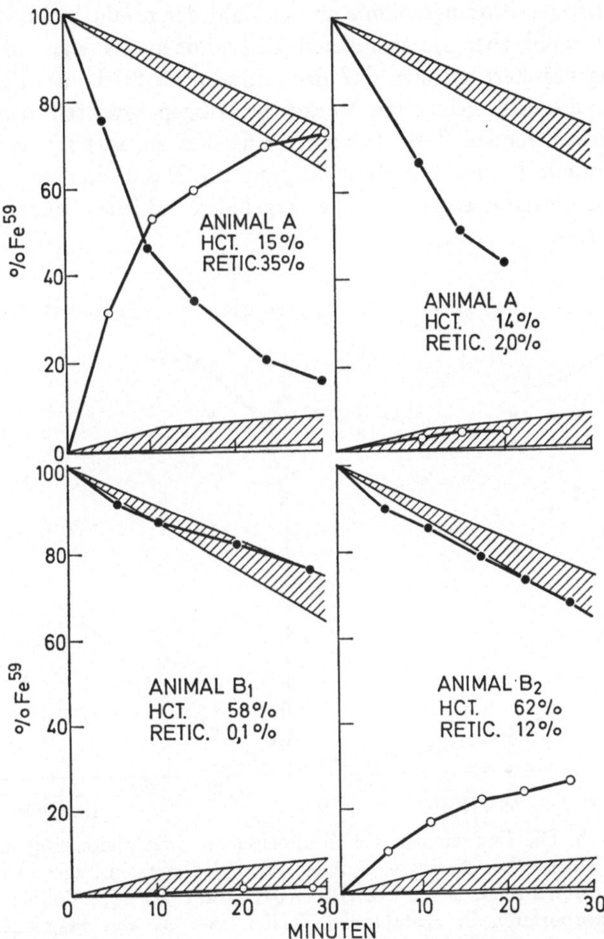

Abb. 30. Plasma-Clearance (●—●) und celluläre Inkorporation (O—O) von transferringebundenem Radioeisen bei Anämie (obere Bildhälfte) und Polycythämie, in Gegenwart und Abwesenheit zirkulierender Reticulocyten. Das Tier A wurde untersucht vor und unmittelbar nach Austauschtransfusion mit plasmaverdünntem normalem Spenderblut. Das plethorische Tier B₂ erhielt 8 ml reticulocytenreiches Blut eines anämischen Spenders. Die schraffierten Flächen entsprechen dem Normbereich [84]

Fähigkeit der Reticulocyten zur Globinsynthese steht fest; ein freier Häm-pool ist in erythropoietischen Zellen nie nachgewiesen worden (Kapitel 8).

Aus dem vorangehenden Abschnitt ging die Abhängigkeit des Plasma-eisenumsatzes von der Serumeisenkonzentration unter anämischen Bedin-gungen klar hervor. Mit steigendem Eisenangebot wird nicht nur die Hämo-globinisierung der Einzelzelle optimal, sondern zweifellos die Zellbildung quantitativ positiv beeinflußt. Der letztere Mechanismus wurde im Verlaufe der kurzfristigen Blutungsanämie an der Zahl der produzierten Zellen nicht erkennbar, wohl aber am gebildeten Zellvolumen. Es war außerdem die Vermutung geäußert worden, daß der limitierende Effekt der Eisenkonzen-tration für die dicht gelagerten Markzellen ausgeprägter sein müsse, als für die frei zirkulierenden Reticulocyten. Trifft dies zu, war zu erwarten, daß der prozentuale Beitrag der Reticulocyten am Plasmaeisenumsatz mit stei-gendem Serumeisen abnimmt. Die Ergebnisse schienen dieser Annahme recht zu geben.

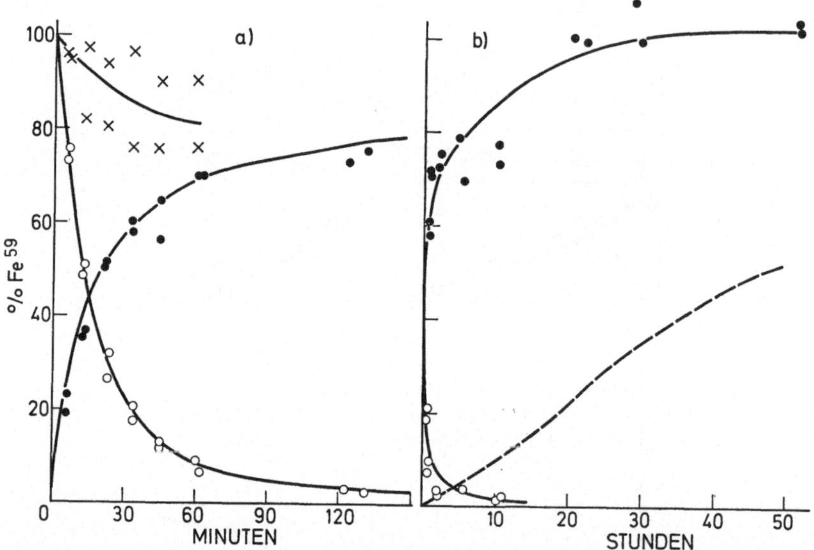

Abb. 31 a u. b. Die Bewegungen von Radioeisen in zwei gleichzeitig untersuchten anämischen Ratten über die ersten Stunden (a) und die ersten Tage (b) nach Injek-tion von transferringebundenem ^{59}Fe. Plasma-Clearance O—O; Vollblut-Clearance ×—×; Inkorporation in zirkulierende Zellen ●—●. Der Hämatokrit betrug 22%, die Reticulocytenzahl 30%. Angegeben ist außerdem die mittlere Inkorpo-rationskurve sieben normaler Ratten (——————) [84]

Abb. 32 zeigt die Radioeiseninkorporationskurven zweier Gruppen anämischer Ratten, deren mittleres Serumeisen 62 bzw. 155 µg-% betrug. Beide Gruppen waren insofern identisch, als die maximale Utilisierung 90% überschritt und nach 24 Std erreicht war. Unterschiede ergaben sich in der

Steilheit des initialen Kurvensegmentes. Wird auf die beschriebene Weise versucht, den Anteil der Reticulocyten am Plasmaeisenumsatz zu bestimmen, erreichte dieser in der tiefen und hohen Eisengruppe 70 bzw. 45%. Die Zahlen von Tabelle 4 bestätigen den Zusammenhang zwischen dem

Tabelle 4. *Ferrokinetische Daten anämischer Ratten, gruppiert nach der Serumeisenkonzentration. PIT = Plasmaeisenumsatz, TIBC = totale Eisenbindungskapazität. In Klammern ± 1 S.D.* [87]

	Serumeisen unter 100 µg/ml (20 Beobachtungen)	Serumeisen über 100 µg/ml (13 Beobachtungen)	p
Serumeisen µg/100 ml	60,2 (± 20,5)	148,8 (± 37,7)	0,001
TIBC µg/100 ml	624 (± 64)	639 (± 96)	N.S.
PIT mg/100 ml Vollblut/Tag	2,71 (± 0,84)	5,18 (± 1,50)	0,001
^{59}Fe Utilisierung			
nach 10 min	31,5 (± 8,9)	22,2 (± 9,8)	0,01
nach 20 min	44,8 (± 10,0)	32,6 (± 10,8)	0,01
nach 40 min	59,0 (± 9,8)	44,0 (± 11,3)	0,001

Eisenspiegel und der Geschwindigkeit der Radioeiseninkorporation. Zusammengestellt sind die ferrokinetischen Daten von 33 Studien in anämischen Ratten, getrennt nach Serumeisenumsatz unter und über 100 µg-%. Der mittlere Plasmaeisenumsatz war signifikant verschieden, ebenso die Radioeisenutilisierung 10, 20 und 40 min nach Injektion, in sehr guter Übereinstimmung mit den in Abb. 32 gezeigten Inkorporationskurven.

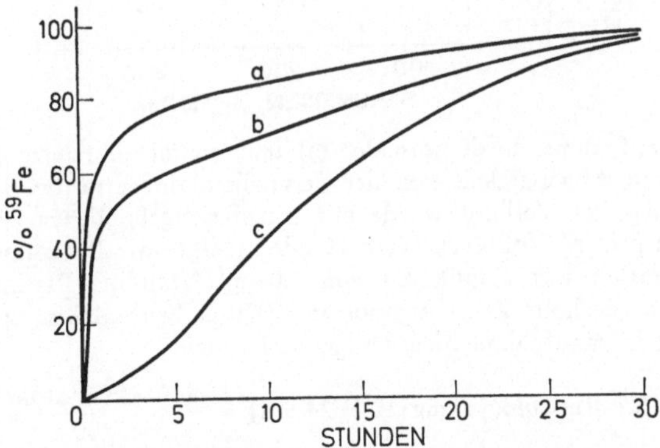

Abb. 32. Die celluläre Radioeiseninkorporation bei anämischen Ratten in Abhängigkeit von der Serumeisenkonzentration und der Reticulocytenzahl. a Serumeisen 60 µg-%, Reticulocyten 32%; b Serumeisen 150 µg-%, Reticulocyten 35% (nicht signifikant verschieden von a); c Reticulocyten durch Austauschtransfusion mit plasmaverdünntem normalem Spenderblut auf 3,9% gesenkt. Die Kurven entsprechen Mittelwerten von je vier Tieren

Es schien nun wünschenswert, die quantitative Bedeutung der Reticulocyten am Eisenumsatz mit einer zweiten Methode zu sichern. Zu diesem Zweck wurde zunächst die Eisenaufnahme normaler und anämieinduzierter Reticulocyten, bezogen auf die Einzelzelle, in vitro gemessen (Methodik s. Legende zu Abb. 33). Die Ausdrucksweise „Eisenaufnahme pro Reticulocyt pro 24 Std" ermöglichte den direkten Vergleich zwischen Plasmaeisenumsatz und Reticulocyteneisenumsatz; letzterer war aus der Zahl der Reticulocyten in 100 ml Vollblut leicht zu berechnen. Es wird dabei vorausgesetzt, daß der Einstrom junger Zellen aus dem Knochenmark in die Blutbahn bezüglich Zahl und Eisen inkorporierender Aktivität konstant ist. Normale und anämieinduzierte Rattenreticulocyten inkorporierten im Mittel $0,95 \cdot 10^{-11}$ bzw. $2,2 \cdot 10^{-11}$ mg Eisen pro Zelle pro Tag. Trotz beträchtlicher Streuung war dieser Unterschied statistisch signifikant (p = 0,001;

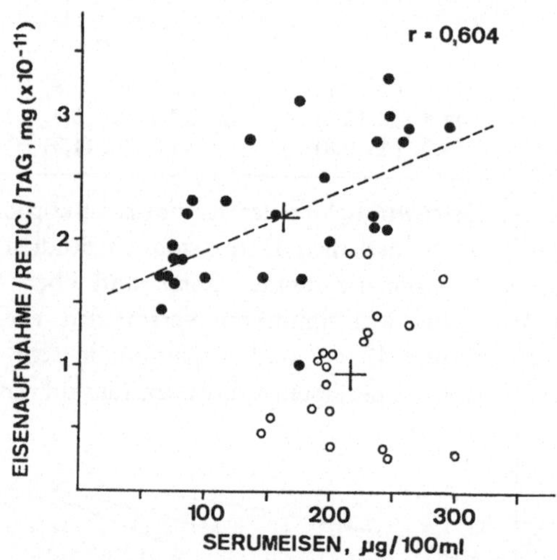

Abb. 33. Eisenaufnahme durch normale (O) und anämieinduzierte (●) Reticulocyten in vitro in Abhängigkeit von der Serumeisenkonzentration. Frisch entnommenes, heparinisiertes Vollblut wurde mit transferringebundenem ^{59}Fe bei 37 °C inkubiert (1 µc pro ml Vollblut). Nach 20 min erfolgte die Bestimmung der cellulären Inkorporation aus Triplikaten von 0,04 ml Vollblut; Plasma und Zellen wurden durch wiederholte Zentrifugation in eiskalter Kochsalzlösung getrennt. Zur Berechnung der Eisenaufnahme diente folgende Formel:

$$\text{Eisenaufnahme pro Reticulocyt (mg} \cdot 10^{-11}/24 \text{ Std)} = \frac{100 - \text{Hämatokrit}}{100} \times$$

$$\times \frac{\text{Serum Fe (µg/ml)} \cdot \% \ ^{59}\text{Fe-Aufnahme (20 min)} \cdot 1440}{\text{Erythrocyten/ml} \cdot \text{Reticulocyten (\%)} \cdot 20} .$$

Die Radioeiseninkorporation war in diesem System während der ersten 30—40 min stets linear [84]. Die Serumeisenkonzentration wurde gemessen aus einer zur 0-Zeit entnommenen Blutprobe. Die Mittelwerte für den normalen und anämieinduzierten Reticulocyten waren $0,95 \cdot 10^{-11}$ bzw. $2,2 \cdot 10^{-11}$ mg pro Reticulocyt pro 24 Std [87]

Abb. 33). Gleichartige in vivo-Studien in polycythämischen Ratten, austauschtransfundiert mit Blut normaler oder anämischer Spendertiere, ergaben Zahlen in der gleichen Größenordnung [84]; die Übertragung der Verhältnisse in vitro auf jene in vivo war damit berechtigt.

Im Gegensatz zu den Reticulocyten normaler Ratten nahm die in vitro-Eisenaufnahme der unter Anämie produzierten Zellen mit steigender Eisenkonzentration zu (Abb. 33). Da die Inkubationen unmittelbar nach Gewinnung des Blutes begonnen wurden, entsprachen die Eisenkonzentrationen denjenigen der Spendertiere. Die Untersuchungen von Morgan u. Laurell [170] sowie eigene Studien [84] (s. auch Kapitel 7), ließen einen Einfluß des Eisenangebotes auf die inkorporierte Menge vermissen. Dabei wurden allerdings identische Reticulocytenpopulationen in Gegenwart verschiedener Eisenkonzentrationen inkubiert. Das System enthielt somit nur eine Variable, was für das hier diskutierte sicher nicht zutrifft. Die auffallendste Veränderung erfuhr das mittlere Erythrocytenvolumen (Abb. 34). Dieses betrug

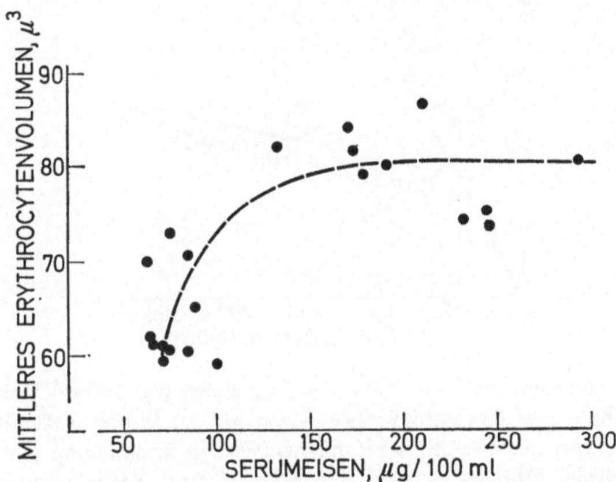

Abb. 34. Beziehung zwischen mittlerem Erythrocytenvolumen (MCV = Hämatokrit/Erythrocytenzahl) und Serumeisenkonzentration am 6. Tag der Blutungsanämie. Jeder Punkt entspricht einem untersuchten Tier. Die Mittelwerte ± 1 S.D. für die Tiere mit Serumeisenwerten unter 100 µg-%/o lauteten: Eisen 76 ± 12 µg-%/o, Hämatokrit 20,2 ± 3,1%/o; Reticulocyten 34,7 ± 8%/o und MCV 63,8 ± 5,1 µ³; die entsprechenden Zahlen für die Gruppe mit Serumeisenwerten über 100 µg-%/o waren 208 ± 47 µg-%/o (p = 0,001), 23,5 ± 4%/o (N.S.), 37,9 ± 5,5%/o (N.S.) und 80,0 ± 4,4 ±³ (p = 0,001) [87]

bei Serumeisenwerten unter 100 µg-%/o, durchschnittlich 63,8 µ³, bei höheren 80,0 µ³. Der zweite Wert entspricht den Erwartungen (s. Abb. 11), der erstere lag nur wenig über dem Normalwert von 59 µ³. Die Zahl der Reticulocyten war in den beiden Situationen nicht signifikant verschieden. Der akute Eisenmangel ist damit durch eine „Mikroreticulocytose" gekennzeichnet. Stohlman hat die Entstehung der Mikrocyten durch zusätzliche Zellteilungen zu erklären versucht [233]. Zusammen mit den „fixierten Generationszeiten" (s. Kapitel 3) hätte dies die Verlängerung der medullären Transitzeit der erythropoietischen Zellen zur Konsequenz. Daß dies kaum zutrifft, geht aus den Inkorporationskurven hervor, die vermuten lassen, daß die Reifungszeiten der Vorläufer der Mikro- und Makroreticulocyten nicht wesentlich differieren (Abb. 32).

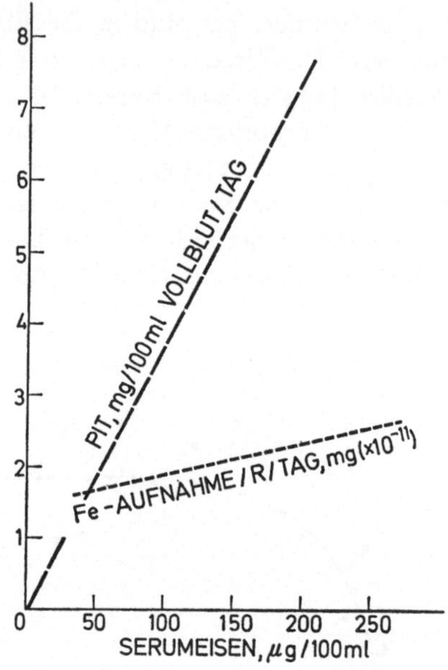

Abb. 35. Plasmaeisenumsatz (———————; mg Eisen pro 100 ml Vollblut pro Tag) und Eisenaufnahme pro Reticulocyt (------; mg·10^{-11} pro Reticulocyt pro Tag) in Abhängigkeit von der Serumeisenkonzentration in anämischen Ratten am 6. Tag der Blutungsanämie. Die Daten sind den Abb. 27 und 33 entnommen und dienen als Grundlage zur Berechnung der Beziehung zwischen Plasmaeisenumsatz und Reticulocyteneisenumsatz (s. Text sowie Abb. 36)

Es ist naheliegend, die Beziehung zwischen Eiseninkorporation und Eisenkonzentration wenigstens teilweise mit der unterschiedlichen Größe der Zellen in Verbindung zu bringen. Allerdings veränderten sich das mittlere Erythrocytenvolumen und die Fähigkeit zur Eisenaufnahme nicht in symmetrischer Weise: oberhalb von Eisenwerten um 100 μg-% stieg das Zellvolumen nicht mehr weiter an, wohl aber die celluläre Eisenaufnahme. Die Ursache für dieses Verhalten ist aus den vorhandenen Daten nicht ersichtlich.

In der anämischen Ratte sind damit eine ganze Reihe serumeisenabhängiger Variablen zutage getreten. Dazu gehören der Plasmaeisenumsatz, der Grad der Anämie, das mittlere Reticulocytenvolumen und, wahrscheinlich

als dessen Folge, die eiseninkorporierende Aktivität des einzelnen Reticulocyten. Die nachfolgenden Berechnungen des Reticulocyteneisenumsatzes stüt-
zen sich auf die den Abb. 28, 34 und 35 entnommenen „Mittelwerte". Für
die normale erwachsene Ratte sowie das anämische Tier mit einer Serumeisenkonzentration von 150 µg-% sind diese in Tabelle 5 zusammengestellt.

Tabelle 5. *Hämatologische und ferrokinetische Daten der normalen Ratte und des
anämischen Tieres, wobei für das letztere ein Serumeisen von 150 µg-% angenommen wurde. Die Werte sind den Abb. 28, 34 und 35 entnommen. Angegeben sind
die Mittelwerte ± 1 S.D., sowie die Anzahl der untersuchten Tiere (in Klammern).
PIT = Plasmaeisenumsatz;   R = Reticulocyten;   MCV = mittleres Erythrocytenvolumen*

		Norm	Blutungsanämie, Serumeisen 150 µg/100 ml
	Serumeisen µg/100 ml	207 ± 58 (16)	150
I	PIT mg/100 ml Vollblut/Tag	1,76 ± 0,46 (16)	5,70
II	^{59}Fe Utilisierung Tag 2—4, %	60 (7)	90 (5)
III	Eisenaufnahme/R/Tag mg · 10^{-11}	0,96 ± 0,52 (20)	2,15
a	Hämatokrit %	41,7 ± 1,7 (16)	30,2
b	MCV µ³	59 ± 2,8 (10)	79,4
c	Reticulocyten %	1,6 ± 0,4 (20)	35,0
IV	R/100 ml Vollblut · 10^9 $\left(\dfrac{a \cdot c}{b} \cdot 10^{10}\right)$	11	135

Die Formel (A) $\dfrac{III \cdot IV}{I} \cdot 100$ (Zahlen aus Tabelle 5)

ist Ausdruck jener Fraktion des Plasmaeisenumsatzes, die durch die Eiseninkorporation der zirkulierenden Reticulocyten bedingt ist. Sie betrug 6,1%
für das normale Tier und 51% für das anämische (Serumeisen 150 µg-%).
Wie bereits gezeigt, ist die Eisenutilisierung für die Hämoglobinsynthese in
der normalen und anämischen Ratte verschieden (Abb. 1). Entsprechende
Korrektur erlaubte die Berechnung der durch die zirkulierenden Reticulocyten synthetisierte Hämoglobinfraktion:

$$\frac{\text{Formel A}}{II} \cdot 100.$$

Die entsprechenden Zahlen für die beiden Ratten waren 10 bzw. 57%.

Das Verhältnis zwischen dem derart berechneten Reticulocyteneisenumsatz (III · IV) und dem Plasmaeisenumsatz über einen Eisenkonzen-
trationsbereich von 75—250 µg-% ist in Abb. 36 aufgezeichnet. Gesamthaft

betrachtet ist die Übereinstimmung mit den auf Grund der Inkorporationskurve geschätzten Werten bemerkenswert gut. Für das Tier mit einem Serumwert von 150 µg-% erreichte der Reticulocytenbeitrag am Plasmaeisenumsatz 45% auf Grund der Kurvenanalyse gegenüber 50% auf Grund der Berechnungen. Mit sinkendem Serumeisen divergierten die Aussagen der beiden Methoden allerdings in zunehmendem Maße. Der Grund für diese Diskrepanz ist nicht ersichtlich. Die Menge des in der zirkulatorischen Peripherie synthetisierten Hämoglobins ist jedenfalls überraschend groß und an der grundsätzlichen Richtigkeit der vorgelegten Zahlen besteht wenig Zweifel. Die quantitative Bedeutung der Reticulocyten an der Hämoglobinbildung gewinnt im Licht der zahlenmäßigen Relationen der beteiligten Zellen an Verständlichkeit. In der Tat dominieren im anämischen Tier die Reticulocyten die erythropoietischen Markzellen um mehr als das 5fache, während unter physiologischen Bedingungen ein Verhältnis von 1 : 1 der Wirklichkeit entsprechen dürfte (s. unten und auch Kapitel 3).

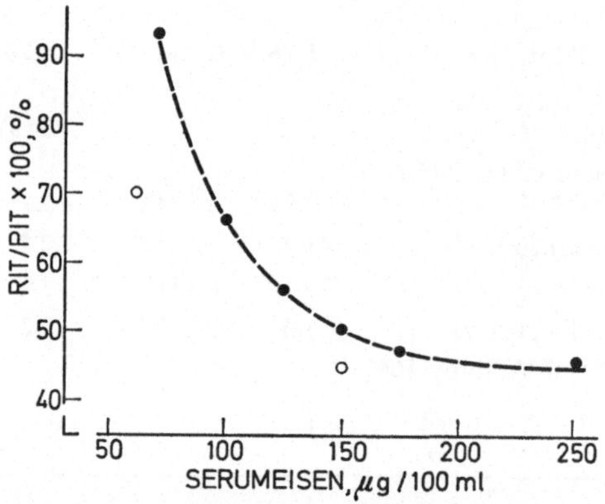

Abb. 36. Prozentualer Anteil des Reticulocyteneisenumsatzes (RIT) am Plasmaeisenumsatz (PIT) in Abhängigkeit von der Serumeisenkonzentration in der anämischen Ratte am 6. Tag der Blutungsanämie. Gezeigt sind die auf Grund der in vitro-Studien berechneten Werte (●) sowie die anhand der Radioeiseninkorporationskurve geschätzten (○). Die Berechnungen basieren auf den Daten der Abb. 28, 35 und 34 [87]

Im anämischen Tier stehen Serumeisenkonzentration und Plasmaeisenumsatz in proportionaler Beziehung. Nehmen die beiden Größen ab, steigt der relative Anteil der Reticulocyten am Eisenumsatz und damit an der Hämoglobinsynthese. Das verringerte Eisenangebot benachteiligt vor allem die dicht gepackten Markzellen und verschafft den zirkulierenden Reticulocyten einen relativen Vorteil. Die Zufuhr von Nutrientien zum blutbildenden Gewebe wird jedoch nicht allein durch ihre Konzentration im Plasma bestimmt. So veranlaßte die Konstanz der Radioeisenabwanderungsgeschwindigkeit nach Unterschreitung einer kritischen Serumeisenkonzentration zur

Vermutung, daß in der Größe der Markdurchblutung ein limitierender Faktor für die Eisenversorgung der hämoglobinsynthetisierenden Zellen zu suchen ist. Außerdem ist anzunehmen, daß bei sehr großem Eisenangebot die Proliferationskapazität der erythropoietischen Zellen und schließlich auch die räumlich-topographischen Verhältnisse der Markleistung Grenzen setzen. Durch Bestimmung des Plasmaeisenumsatzes in anämischen Tieren in Gegenwart und Abwesenheit der zirkulierenden Reticulocyten wurde angestrebt, einen Teil dieser Problematik besser sichtbar zu machen. Zwei Varianten des Experimentes gelangten zur Durchführung. Entweder erfolgten beide Untersuchungen im gleichen Tier unmittelbar vor und nach Austauschtransfusion mit plasmaverdünntem normalem Spenderblut, oder Gruppen gleichzeitig präparierter Ratten wurden zur einen Hälfte mit reticulocytenreichem, zur anderen mit normalem Blut ausgetauscht und die ferrokinetische Untersuchung angeschlossen. Das Ergebnis war in beiden Fällen gleich (Abb. 37 a u. b). In Gegenwart der Reticulocyten lag der Plasmaeisenumsatz in der Regel innerhalb des für die entsprechenden Serumeisenkonzentrationen erwarteten Bereiches, nach Entfernung der Reticulocyten fast ohne Ausnahme unterhalb davon. Dieser Befund bestätigt grundsätzlich den Beitrag der anämieinduzierten Reticulocyten am Plasmaeisenumsatz.

Die Analyse der paarigen Versuche (Abb. 37 a) liefert weitere wertvolle Informationen. Diese betreffen das Verhältnis von Reticulocyten und Markzellen in Beziehung zum Eisenangebot sowie die Auswirkungen akuter Änderungen des letzteren auf den Plasmaeisenumsatz. Ohne Ausnahme war das Serumeisen anläßlich der zweiten Studie höher als bei der ersten. Tiere, die von Werten unterhalb 100 μg-% ausgingen, steigerten den Plasmaeisenumsatz. Dieser sank, wenn die initiale Eisenkonzentration über 100 μg-% lag. Bei der zweiten dieser Gruppen stieg das mittlere Serumeisen von 163 auf 259 μg-%, während der Plasmaeisenumsatz von 6,03 auf 4,86 mg pro 100 ml Vollblut pro Tag, das heißt um 20%, abfiel. Die gegensinnige Verschiebung dokumentiert die Entfernung eines Teiles der Eisen inkorporierenden Zellen; infolge der Aufwärtsbewegung des Serumeisens sind diese 20% allerdings nicht repräsentativ für den Beitrag der Reticulocyten am Plasmaeisenumsatz.

Die Serumeisen- und Plasmaeisenumsatzwerte für die erste der genannten Gruppen lauteten 58 und 160 μg-% bzw. 2,54 und 3,42 mg. Dies bedeutet, daß trotz Entfernung jener Zellen, die 60—70% des Hämoglobins bildeten, die Erhöhung des Eisenangebotes die Steigerung des Plasmaeisenumsatzes um ein volles Drittel nach sich zog. Während der ersten Studie waren lediglich 30—40% des Plasmaeisenumsatzes, das heißt ungefähr 0,9 mg, der Aktivität der erythropoietischen Markzellen zuzuschreiben; diese intensivierten die Eisenaufnahme um das 4fache, entsprechend dem zweiten Plasmaeisenumsatz von 3,42 mg, welcher in Abwesenheit der Reticulocyten gemessen wurde. Eine nennenswerte Zunahme der Zahl der Erythroblasten innerhalb der 2 Std, welche die beiden Studien trennten, scheint ausgeschlossen. Die beobachteten Veränderungen spiegeln damit die Steigerung der Hämoglobinsynthese auf dem Niveau der einzelnen Zelle. Die Situation ist

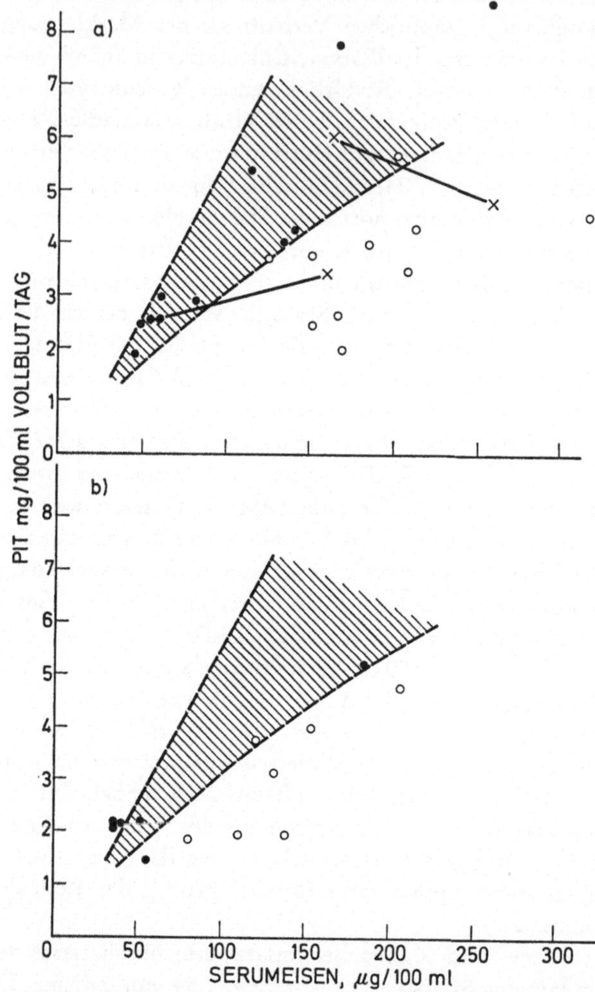

Abb. 37 a u. b. Plasmaeisenumsatz (PIT) in Abhängigkeit von der Serumeisenkonzentration in anämischen Ratten in Gegenwart und Abwesenheit zirkulierender Reticulocyten. Die Entfernung der Reticulocyten erfolgte durch Austauschtransfusion mit plasmaverdünntem normalen Spenderblut. Die schraffierten Flächen umfassen den in einer größeren Anzahl anämischer Tiere etablierten Bereich der Relation von PIT und Serumeisen (Abb. 27). a *Paarige Versuche*. Gleiche Ratten wurden unmittelbar vor und nach Austauschtransfusion untersucht. Die Veränderungen der Mittelwerte sind getrennt aufgezeichnet für Tiere mit einem initialen Serumeisenwert von unter oder über 100 µg-%. b *Unpaarige Versuche*. Erklärungen im Text [87]

vergleichbar mit in vitro-Versuchen, welche die Stimulation der Globinsynthese durch Eisen in Reticulocyten eisenarmer Versuchstiere demonstrieren [103].

Abschließend soll der Versuch unternommen werden, jenen Anteil des erythrocytären Hämeisens zu schätzen, der durch den normalen und den anämieinduzierten Reticulocyten nach dessen Eintritt in die freie Blutzirkulation inkorporiert wird. Die Berechnungen gehen aus von den Zahlen in Tabelle 5, welche auf die 300 g schwere normale und anämische Ratte übertragen werden, wovon für die letztere ein Serumeisen von 150 µg-% angenommen wird. Das Blutvolumen des 300 g schweren Tieres beträgt 5,1% des Körpergewichtes, also 15,3 ml. Die Zahl der zirkulierenden Reticulocyten (R) stieg von ungefähr $1,7 \cdot 10^9$ im normalen Tier auf $21 \cdot 10^9$ im anämischen. Die normale Ratte besitzt $2,6 \cdot 10^9$ Erythroblasten pro Kilogramm Körpergewicht [110] und eine gleiche Zahl von Markreticulocyten [205], das 300 g schwere Tier dementsprechend ungefähr $1,1 \cdot 10^9$ Eisen inkorporierende Markzellen (MZ). Nach einwöchiger Anämie kann zum mindesten die Verdreifachung dieser Zahl auf $4,8 \cdot 10^9$ Zellen angenommen werden [69]. Die Fraktionen des Plasmaeisenumsatzes, welche der Hämsynthese zugeführt werden, verteilen sich auf das Knochenmark und die zirkulierenden Zellen in den Verhältnissen $1:9$ und $6:4$ in der normalen bzw. der anämischen Ratte [1]. Die nachfolgende Formel präsentiert den durch den normalen Rattenreticulocyten in der Blutbahn aufgenommenen Anteil des Zelleisens:

$$\frac{\dfrac{1}{1,7 \cdot 10^9 \, R}}{\dfrac{9}{1,6 \cdot 10^9 \, MZ} + \dfrac{1}{1,7 \cdot 10^9 \, R}}.$$

Er beträgt ungefähr 9% und steigt im anämischen Tier auf 21%. Unter der Annahme von $7,0 \cdot 10^{-11}$ mg Hämoglobineisen des normalen Rattenerythrocyten [2] lauten die absoluten Werte 0,6 und $1,5 \cdot 10^{-11}$ mg.

Die erythropoietischen Markzellen des anämischen Tieres wurden in dieser Rechnung wahrscheinlich erheblich unterschätzt. Der für die Erythrocytenproduktion utilisierte Anteil des Plasmaeisenumsatzes stieg nämlich von 1,06 auf 5,1 mg um das 4,8fache. Auch die auf der Zahl der Reticulocyten basierende Rechnung ergibt eine Verfünffachung der Markproduktion

---

1 Die Berechnungen basieren auf den Zahlen von Tabelle 5. Der Plasmaeisenumsatz (PIT) der normalen Ratte beträgt 1,76 mg/100 ml Vollblut/Tag. Der Erythrocyteneisenumsatz $0,6 \cdot 1,76 = 1,06$ mg. Der Anteil der Reticulocyten am PIT erreicht 6,1%, d. h. 0,107 mg. Der Erythrocyteneisenumsatz setzt sich also zusammen aus dem Anteil der Markzellen und demjenigen der Reticulocyten: $0,953 +$ 0,107, im Verhältnis von $9:1$.

2 Mittleres celluläres Hämoglobin $20 \cdot 10^{-9}$ mg, davon 0,34% Eisen [24].

verglichen mit der Norm[3]. Eine sehr enge Korrelation zwischen dem Plasmaeisenumsatz und der Zahl der erythropoietischen Vorläufer im Mark ist beschrieben worden [70]. Wird in der anämischen Ratte die Zunahme der erythropoietischen Markzellen um den Faktor 5 angenommen, steigt der in der Peripherie aufgenommene Anteil des individuellen Zelleisens auf 40%. Die Zahlen verdeutlichen, in welchem Ausmaß der Organismus unter dem Stress der Anämie die Zellreifung bereits mit der Zellfunktion, das heißt mit dem Sauerstofftransport, verbindet.

7. Die Assimilation von Eisen durch die erythropoietische Zelle

Der Eisenaustausch zwischen den Orten der Speicherung, des Hämoglobinabbaus und der Aufnahme in den Organismus einerseits, sowie den Eisen benötigenden Zellen anderseits, vollzieht sich über ein spezifisches Transportsystem, repräsentiert durch das Plasmaprotein Transferrin. Die Eisenversorgung der Gewebe folgt ihren spezifischen Bedürfnissen. Es sind Mechanismen anzunehmen, welche die biologisch sinnvolle Verteilung von Eisen gewährleisten. Im besonderen ist die Aufrechterhaltung einer adäquaten Hämoglobinsynthese, welche 60—90% des täglichen Plasmaeisenumsatzes beansprucht, ohne ein regulatives Prinzip nicht denkbar. Unterschiedliche Affinitäten zum Transferrinmolekül scheinen bei dieser selektiven Eisenabgabe an die Körperzellen eine bedeutende Rolle zu spielen.

Die Bindung von Eisen und Transporteiweiß ist außerordentlich stark. Ihre Lockerung stellt den ersten Schritt der cellulären Eiseninkorporation dar. Es folgt der Einbau in eisenhaltige Zellsubstanzen. Gegenstand dieses Kapitels ist der Weg des Eisens aus dem umgebenden Medium in die erythropoietische, hämoglobinbildende Zelle. Besonders betrachtet werden dabei die Vorgänge an der Zelloberfläche, die Beziehungen zwischen den beiden Zellkonstituenten Hämoglobin und Ferritin und damit im Zusammenhang die Relation von Hämeisen zu Nicht-Hämeisen während der Reifung des Erythroblasten und des Reticulocyten.

*Der Austausch von Transferrineisen
zwischen Plasma und erythropoietischen Zellen*

Transferrin besitzt zwei Bindungsstellen für dreiwertiges Eisen, wovon normalerweise $^1/_3$ gesättigt sind. Die Bindung ist bei physiologischem pH außerordentlich kräftig. Von ihrer leichten Lösung im sauren Milieu wird

---

$$3 \quad \frac{21 \cdot 10^9 \text{ R unter Anämie}}{1{,}7 \text{ R im normalen Tier} \cdot 2{,}5 \text{ (Verlängerung der R-Maturationszeit)}} =$$
$$= \text{Produktionssteigerung gegenüber der Norm (R = Reticulocyt)}.$$

bei der Serumeisenbestimmung Gebrauch gemacht. Ein Eisenaustausch zwischen den beiden Bindungsstellen scheint in vivo unwahrscheinlich [172, 242], obwohl neuerdings über einen solchen in vitro in Gegenwart von Citrationen berichtet worden ist [3]. Elektrophoretisch wandert Transferrin als β_1-Globulin. Das Molekulargewicht beträgt ungefähr 86 000. Die exakte Struktur ist noch nicht aufgeklärt. Diskutiert wird ein struktureller Unterschied zwischen den beiden Eisenbindungsstellen als Grundlage unterschiedlichen biologischen Verhaltens [74, 75]. Der experimentellen Bestätigung dieser Hypothese kommt erstrangige Bedeutung zu. Das von Fletcher und Huehns vorgeschlagene Modell sieht unterschiedliche Affinitäten der Bindungsstellen gegenüber den erythropoietischen Zellen vor und wäre geeignet, wichtigste Fragen der Regulation der Eisenresorption und des Eisentransports zu erklären. Die gültigen ferrokinetischen Modelle basieren ohne Ausnahme auf der Homogenität des Plasmaeisenpools, wofür auch experimentelle Gründe geltend gemacht worden sind [118]. Es ist zu erwarten, daß die nächste Zukunft die grundsätzliche Lösung dieses Problems bringt, mit der möglichen Konsequenz, daß eine Reihe von Vorstellungen des internen Eisenaustausches revidiert werden müssen.

Die Kenntnisse über die Interaktionen zwischen Transferrin und erythropoietischen Zellen gründen größtenteils auf Untersuchungen mit Reticulocyten. Während inorganisches Eisen auch von reifen Erythrocyten inkorporiert wird, beschränkt sich die Fähigkeit zur Aufnahme von Transferrineisen und diejenige zur Hämsynthese auf die Reticulocyten [124]. Nach Behandlung mit Trypsin geht die Fähigkeit zur Eiseninkorporation verloren. Daraus wurde auf die Präsenz spezifischer Receptoren auf der Zelloberfläche geschlossen [124], eine Auffassung, die sich allgemein durchgesetzt hat [172]. Die Abgabe von Eisen an die Zelle ist nicht mit dem Verbrauch des Transportproteins verbunden; dieses kehrt in das umgebende Medium zurück [125, 171, 189]. Receptorengebundenes und freies Transferrin stehen miteinander im Gleichgewicht, wobei die Reaktionsfähigkeit von gesättigten und ungesättigten Molekülen identisch ist [170, 172].

Für das Verständnis der Regulation der cellulären Eisenaufnahme ist deren Abhängigkeit vom Transferrinspiegel einerseits und der Serumeisenkonzentration anderseits von besonderer Bedeutung. Zur Untersuchung dieser Frage wurde zumeist mit gereinigtem Transferrin gearbeitet und entweder die Konzentration des Proteins oder jene von Eisen geändert. Die bis heute vorliegenden Ergebnisse enthalten noch einige Widersprüche. Jandl u. Mitarb. fanden bei abnehmendem Sättigungsgrad des Transferrins, unter Konstanz der Eisenkonzentration, eine abnehmende Eiseninkorporation [124]. Morgan u. Laurell [170] sowie Schade u. Woodworth (zit. bei [170]) vermochten diesen Befund nicht zu bestätigen und erklärten ihn durch unphysiologisches Verhalten eines durch den Reinigungsprozeß leicht alterierten Proteins. Bei Zunahme der Transferrinsättigung durch Erhöhung

der Serumeisenkonzentration beobachteten beide der genannten Autorengruppen im Bereiche tiefer Sättigungsgrade einen Anstieg der Eisenaufnahme. Diesem folgte in den Studien von Jandl ein Plateau und abschließend ein erneuter steiler Anstieg nach Überschreitung von 60% Sättigung.
Demgegenüber stellten Morgan u. Laurell zwischen 30 und 100% Sättigung
eine geringgradige, stetige Zunahme der Eisenaufnahme fest. Sie hielten
diese aber nicht für signifikant und zogen den Schluß, daß die Eiseninkorporation von Reticulocyten nicht durch das Angebot, sondern durch die
metabolische Aktivität der Zelle bestimmt wird [201]. Eigene Studien stehen damit grundsätzlich in Einklang. Über einen weiten Sättigungsbereich
des Transferrins vermißten wir die systematische Beeinflussung der Eisenaufnahme durch die Eisenkonzentration (Abb. 38). Statt mit gereinigtem

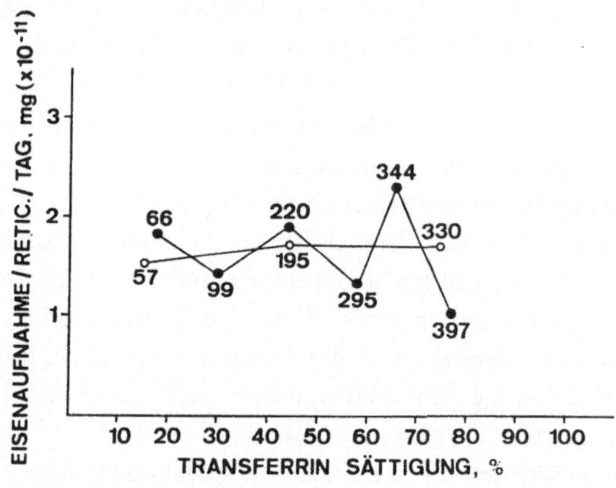

Abb. 38. Abhängigkeit der Eiseninkorporation durch Reticulocyten von der Eisenkonzentration in Gegenwart einer konstanten Konzentration von Transferrin.
Plasma tiefer Transferrinsättigung wurde gewonnen durch zweistündige Inkubation
reticulocytenreichen Vollblutes in vitro bei 37 °C. Nach stufenweiser Erhöhung der
Transferrinsättigung in einzelnen Plasmaproben durch Zugabe von $FeCl_3$ erfolgte
die Inkubation mit gewaschenen Zellen gepoolten, reticulocytenreichen Blutes
anämischer Spender zusammen mit Radioeisen. Das Volumenverhältnis Plasma/
Zellen betrug 1 : 1. Die Eiseninkorporation wurde bestimmt wie angegeben in der
Legende zu Abb. 33. Nebenstehend zu den Punkten der beiden Experimente sind
die Serumeisenkonzentrationen angegeben

Transferrin wurde mit Plasma gearbeitet, womit die Bedingungen den physiologischen wohl am nächsten kamen. An dieser Stelle sei daran erinnert,
daß die Eisenaufnahme durch Reticulocyten individueller, gebluteter Ratten mit der Höhe des Serumeisens positiv korrelierte, wobei versucht wurde,
diesen Befund wenigstens zum Teil mit dem ebenfalls serumeisenabhän-
gigen Reticulocytenvolumen zu erklären (Abb. 34).

Der Eintritt von Eisen in den Reticulocyten ist in drei Schritte unterteilt worden [170]. Zunächst tritt Transferrin mit dem Membranreceptor
in lockeren Kontakt; die Verstärkung dieser Bindung geht einher mit der

Veränderung der Tertiärstruktur des Transferrinmoleküls; damit wird die Freigabe des Eisens an die Zelle möglich. Der letzte Schritt benötigt Energie und soll unter der Beteiligung von Adenosintriphosphat und Ascorbinsäure erfolgen [160].

Die Absorption von Transferrin an die Zelloberfläche endet nicht stets mit der Eiseninkorporation. Werden Reticulocyten während kurzer Zeit Radioeisen-Transferrin ausgesetzt und anschließend in isotopenfreiem Milieu reinkubiert, ist die Freisetzung eines erheblichen Teils des primär aufgenommenen Eisens zu beobachten [170, 172]. In diesem Befund ist zunächst das Korrelat zum sogenannten labilen erythropoietischen Eisenpool von Pollycove u. Mortimer [199] gesehen worden [170]. Detaillierte Studien zeigten jedoch, daß dieser Reflux quantitativ von geringer Bedeutung ist und höchstens wenige Prozent des gesamten erythropoietischen Markeisens umfaßt [172]. Die Möglichkeit der Eisenfreisetzung beschränkt sich auf die allererste Zeit des Kontakts zwischen Transferrin und Membran, wobei das Eisen die Bindung an sein ursprüngliches Transferrinmolekül aufrecht erhält. Eine sehr geringe Menge von Eisen wird allerdings auch später noch von der Zelle abgegeben, nun gebunden an ein anderes Transferrinmolekül, was in eleganten Versuchen mit zwei verschiedenen Transferrintypen demonstriert worden ist [172].

Der Eisenversorgung der erythropoietischen Zelle über den Transferrinpool ist von Bessis ein ganz andersartiger Weg gegenübergestellt worden [23, 198]. Elektronenmikroskopische Bilder zeigten den Austausch von Ferritinmolekülen zwischen reticuloendothelialen Zellen und Erythroblasten, ein Phänomen, das als Rhopheocytose oder Pinocytose bezeichnet wurde. Andere Untersucher haben diesen Vorgang bestätigt und mit spezifischen Bindungsstellen der Erythroblastenoberfläche für Ferritin in Verbindung gebracht. Eine wesentliche physiologische Bedeutung dieses Eisentransportsystems ist allerdings wenig wahrscheinlich. Es sei daran erinnert, daß stets mehr Eisen das Plasmakompartiment transversiert, als für die Hämoglobinsynthese benötigt wird. Die Annahme von Bessis, daß sämtliches Erythroblasten-Ferritin die Zelle durch Pinocytose erreicht, ist sicher unzutreffend. So steht die Fähigkeit der Reticulocyten zur Ferritinsynthese fest [158]. Wohl zu Recht ist die Frage aufgeworfen worden, ob die „wandernden" Ferritinmoleküle nicht die umgekehrte Richtung beschreiten, das heißt von den Erythroblasten in die Reticulumzelle übertreten [30].

Hämeisen und Nicht-Hämeisen der erythropoietischen Zellen

Ausgehend von der mathematischen Analyse der Plasmaradioeisen-Clearancekurve postulierten Pollycove u. Mortimer den sogenannten labilen erythropoietischen Eisenpool, ein Eisenkompartiment, das auf dem Niveau der hämoglobinsynthetisierenden Zellen lokalisiert ist und sich gewisser-

maßen zwischen den Transferrin-Transportpool und das Hämeisen hinein-
schiebt [199]. Es ist deshalb auch vom Prä-Hämeisenpool die Rede. Größe
und Umsatzrate dieses Kompartimentes sollen den Plasmaeisenumsatz
wesentlich beeinflussen. Am raschen Reflux eines Teils des Radioeisens, das
nach Injektion das Plasmakompartiment verläßt, besteht kein Zweifel [70].
Im vorangehenden Abschnitt ist der wahrscheinlich minimale Beitrag des in
lockerer Bindung mit der Zelloberfläche stehenden Transferrineisens zum
labilen Eisenpool diskutiert worden. Es geht nun darum, zu untersuchen, ob
mit dem Erythron eine quantitative bedeutsamere Nicht-Hämeisenform
liiert ist, welche den Umfang des Refluxes in befriedigender Weise zu erklären vermöchte.

Die experimentelle Testung schien das Pollycovesche Konzept zu bestätigen. Wurde in Hunden der Anteil der Hämaktivität an der totalen
Zellaktivität im Knochenmark im Anschluß an in vivo-Verabreichung von
Radioeisen verfolgt, waren nach 2 Std lediglich 20% des Mark-Radioeisens
in Häm eingebaut, nach 8 Std nicht mehr als die Hälfte [200]. Experimente des gleichen Typs in Ratten, verbunden mit der Isolierung von
Ferritin, zeigten 4 Std nach Injektion je 30% der Radioaktivität in Ferritin
und Häm; später sank die Ferritinaktivität, während die Hämaktivität
zunahm [161]. Ferritin verhielt sich demnach wie ein Vorläufer von Häm.
Zudem wurde Ferritin im Überschuß gebildet. Ungefähr $1/3$ schien die erythropoietische Zelle vor Vollendung der Reifung wieder zu verlassen. Damit
war das biochemische Korrelat des labilen erythropoietischen Eisenpools
ebenfalls identifiziert.

Grundsätzlich sind die beschriebenen Beobachtungen wohl zum großen
Teil richtig. Die postulierten quantitativen Beziehungen zwischen Häm- und
Nicht-Hämeisen lassen sich indessen kaum aufrecht erhalten. Auch scheint
die obligatorische Rolle von Ferritin als Vorläufer des Hämeisens fraglich.
In den eben angeführten Rattenexperimenten gingen Mazur u. Carleton
[161] bei der Berechnung der Ferritinsynthese aus von der spezifischen
Aktivität und setzten damit die kaum zutreffende gleichförmige Markierung
des ungefähr 2400 Eisenatome enthaltenden Riesenmoleküls voraus. Das
Ausmaß der Ferritinbildung ist damit wohl erheblich überschätzt worden
[265]. Ferritinsynthese durch reticuloendotheliale Zellen könnte ebenfalls
die Verhältnisse verwischen; die Affinität dieser Zellen zu Transferrin ist
aber äußerst gering, wovon autoradiographische Untersuchungen [11, 137]
sowie der Vergleich der Transferrineiseninkorporation durch Milz und Knochenmark zeugen [265].

Entscheidender sind nun Befunde, die entgegen der langsamen und un-
vollständigen die rasche und beinahe komplette Konvertierung von Zell-
in Hämeisen belegen. 2—3 min nach Injektion von transferringebundenem
Radioeisen in anämische Ratten befand sich die Hälfte des von den Reticulocyten inkorporierten Eisens im kristallisierten Hämin. Spätestens nach

30 min überschritt die Utilisierung des Zelleisens für die Hämsynthese 90%
(Abb. 39). Im hämoglobinsynthetisierenden Reticulocyten liegen damit Verhältnisse vor, die bereits jenen des ausgereiften Erythrocyten nahekommen;

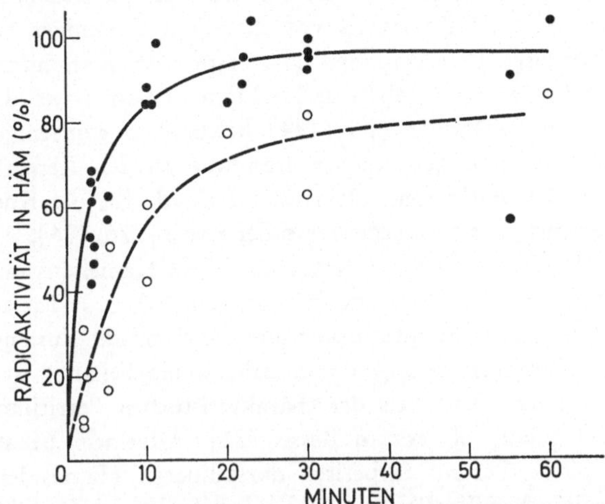

Abb. 39. Inkorporation von Reticulocyten-Radioeisen in Häm in vivo (●) und
in vitro (O). *In vivo:* Anämische Ratten erhielten 10 µc transferringebundenes
^{59}Fe, worauf nach unterschiedlichen Zeitintervallen möglichst viel Blut (5—10 ml)
entnommen wurde. Die Zellen wurden in eiskalter NKM-Lösung (148) sofort gewaschen. Nach Bestimmung der Hämoglobinkonzentration und Entnahme eines
gemessenen Volumens für die Aktivitätsbestimmung erfolgte die Kristallisierung
von Häm als Hämin [135]. Nach spektrophotometrischer Messung der Häminkonzentration (bei 510 mµ in 0,01 M KCN, 0,01 M Na_2HPO_4, pH 7,5) wurde die
spezifische Aktivität von Hämin ebenfalls bestimmt. Zur Berechnung der in Häm
inkorporierten Fraktion der cellulären Aktivität diente folgende Formel:

$$\% \ ^{59}\text{Fe in Häm} = \frac{\text{Hämoglobin/ml Zellsusp. (mg)} \cdot 0{,}0385^* \cdot \text{cpm/mg Hämin} \cdot 100}{\text{cpm/ml Zellsuspension}} .$$

(* Hämoglobin enthält 3,85% Häm.) Jeder Punkt entspricht einem untersuchten
Tier. *In vitro:* Frisch gewonnenes Vollblut anämischer Ratten wurde gepoolt und
mit transferringebundenem ^{59}Fe bei 37° C inkubiert. Zu verschiedenen Zeitpunkten
wurden 5 ml Proben entnommen und behandelt wie eben angegeben [84]

dieser enthält höchstens Spuren von Nicht-Hämoglobineisen. Methodische
Grundlage für dieses Resultat war die Korrektur für das beim Kristallisierungsprozeß verlorene Hämin (s. Legende zu Abb. 39). Die Unterlassung
einer solchen führte zu den niedrigen Inkorporationswerten der oben erwähnten Autoren. Ein zweiter Punkt, der für die Beurteilung derartiger
Experimente Beachtung verlangt, geht ebenfalls aus Abb. 39 hervor: in vitro
verlief der Einbau von cellulärer Aktivität in Häm langsamer und die
Differenz zwischen den beiden Radioeisenfraktionen blieb stets größer. Die
Ursache für das unterschiedliche Ergebnis im lebenden Tier und im sofort

nach der Entnahme inkubierten Vollblut ist nicht bekannt. Immerhin wird mit der Annahme kaum fehlgegangen, daß in vitro die Konzentration von Substraten für die Hämoglobinsynthese nicht konstant bleibt. Dies trifft zweifellos zu für Eisen, welches aus dem Plasma reticulocytenreichen Vollblutes mit einer Halbwertzeit von 20 min und weniger verschwindet (eigene Beobachtung). Eine derartige Dissoziation der Eisenaufnahme in die Zelle und des Einbaus des Zelleisens ins Häm ist auch unter der Wirkung von Cyanidionen [49] oder Blei [124] beschrieben worden. Im übrigen lieferten unsere in vivo gewonnenen Resultate an den Reticulocyten der Ratte lediglich die Bestätigung identischer Befunde für die Knochenmarkzellen des Menschen, des Kaninchens und der Ratte [176, 186].

Es bleibt die Frage nach der Natur des Nicht-Hämeisens und nach seiner Beziehung zum Häm bzw. zum Hämoglobin [62, 63]. Tatsache ist, daß über den intracellulären Eisentransport und die chemische Zusammensetzung der beteiligten Eisenverbindungen noch sehr wenig bekannt ist. Der elektronenmikroskopische Nachweis der charakteristischen Ferritinmoleküle im Erythroblasten gelang als erstem Bessis [21]. Allgemein bekannt ist der lichtmikroskopische Befund färberisch darstellbaren Hämosidereineisens in den erythropoietischen Vorläufern. Schließlich findet sich im Überstand des Ultrazentrifugates lysierter Markzellen ein eisenhaltiges Nicht-Hämprotein, das entgegen früheren Ansichten mit Bestimmtheit Ferritin darstellt [203, 265]. Methodische Schwierigkeiten, aber auch die Existenz verschiedener Ferritintypen [4, 79] scheinen die divergierenden Auffassungen zu erklären. Wiederum entgegen anderen Befunden [161] scheint aber nicht Ferritin, sondern eine niedermolekulare, eisenhaltige Substanz obligatorischer Vorläufer des Hämoglobineisens zu sein [203]. In kurzfristigen „chasing" Experimenten blieb die Aktivität von Ferritin unverändert, während jene von Hämoglobin zunahm und diejenige der Stromanteile, wo sich Eisen zunächst anreichert [5, 203], und jene der niedermolekularen Fraktion, eine Verminderung erfuhr.

Es ist aber nicht anzunehmen, daß das regelmäßig anzutreffende Ferritineisen die Zelle während der Reifung obligat wieder verläßt. Thorell hat schon vor langem nachgewiesen, daß die junge erythropoietische Zelle mehr Eisen aufnimmt als sie gleichzeitig für die Hämoglobinsynthese verwenden kann [228, 239]. Neuerdings zeigten Deiss u. Mitarb. die Konvertierung von Ferritin- in Hämoglobineisen durch Reticulocyten des Schweines in vivo und in vitro [56]. Die erythropoietische Zelle verfügt offenbar über zwei metabolische Wege für das inkorporierte Eisen. Eine niedermolekulare Verbindung ist Vorläufer sowohl für Ferritin als auch für Häm. In sehr jungen Zellformen ist die Ferritinsynthese intensiv, im Reticulocyten wird sie minimal [265]. Der Großteil des angereicherten Nicht-Hämeisens findet bis zum Abschluß der Zellreifung für die Hämsynthese Verwendung.

Eine kleine Fraktion mag durch Pinocytose in reticuloendotheliale Zellen übertreten. Hämosiderinpartikel in zirkulierenden Zellen, Ausdruck des permanenten Überschusses der cellulären Eisenreserve, werden von der Milz entfernt [53]. Unter physiologischen Verhältnissen ist der erythropoietische Nicht-Hämeisenpool klein und der ferrokinetischen Erfassung kaum zugänglich [70, 172, 186]. Bei Eisenmangel wird das verfügbare Eisen sogar ausschließlich für die Hämsynthese verwendet. Trotzdem ist gerade hier das Phänomen des Refluxes sehr ausgeprägt, wahrscheinlich im Zusammenhang mit der Destruktion eines Teils der erythropoietischen Zellen im Knochenmark oder kurz nach Eintritt in die Blutzirkulation. Dieser Vorgang wurde unter dem Begriff der ineffektiven Erythropoiese bereits kurz diskutiert (Kapitel 3). Das physiologische Ausmaß dieser Freisetzung von Eisen durch Abbau frisch synthetisierten Hämoglobins ist nicht genau definiert, aber wohl eher unbedeutend. Bei einer Reihe von pathologischen Zuständen, zum Beispiel bei Mangel an Vitamin B_{12} oder Folsäure, kann die ineffektive Erythropoiese die effektive Markproduktion um ein Vielfaches überwiegen und damit einerseits bestimmend werden für die Größe des Plasmaeisenumsatzes, anderseits die Eisenrefluxkomponente quantitativ dominieren. Es ist indessen nahezu sicher, daß diese letztere unter physiologischen Bedingungen nicht den besonderen kinetischen Eigenschaften eines homogenen Eisenkompartimentes entspricht. Eine ganze Anzahl verschieden großer Eisenfraktionen heterogener Natur scheinen sich am Rückfluß in das Plasmakompartiment zu beteiligen [70]. Die präzise Zuordnung derselben bestimmten Geweben, Zellen und chemischen Substraten ist Aufgabe zukünftiger Forschung.

8. Die Reifung der erythropoietischen Zelle und die Bildung von Hämoglobin

Till u. McCulloch beobachteten 1961 nach Injektion von Knochenmarkzellen in letal bestrahlte Mäuse das Auftreten makroskopisch sichtbarer Knoten, welche Zellen der Erythropoiese, Granulopoiese und Megakaryopoiese enthielten [240]. Die gleichen Untersucher erbrachten den Beweis, daß diese Milzkolonien aus einer einzigen Zelle hervorgehen [263]. Wie früher dargelegt, liegt der entscheidende Angriffspunkt von Erythropoietin auf dem Niveau morphologisch nicht identifizierter Vorläufer des Proerythroblasten [67]. Die Frage der Beziehung zwischen der pluripotenten hämopoietischen Stammzelle von Till u. McCulloch und Erythropoietin ist damit von entscheidender Bedeutung; sie ist wohl noch nicht endgültig entschieden. Gute Gründe sprechen allerdings für die Annahme, daß sich zwischen die koloniebildenden Zellen und die erkennbaren Vorläufer der myeloiden Zellreihen ein Zellkompartiment einschiebt, das durch einen begrenzten Schritt der Differenzierung einer einzigen Entwicklungsrichtung, zum Beispiel der erythropoietischen, verpflichtet wird [37, 65, 162, 188, 219, 234]. Dabei ist von unipotenten Stammzellen die Rede. Auf dieser Ebene leitet Erythropoietin den irreversiblen Reifungsvorgang ein, gekennzeichnet durch die aufs engste gekoppelten Vorgänge der Zellproliferation, des Zellwachstums und der Zellspezialisierung. Die letztere findet ihren Ausdruck in der Akkumulation von Hämoglobin, welches im Erythrocyten mehr als 95% des cellulären Proteins erreicht. Diese strukturelle Spezialisierung, Grundlage der funktionellen, in Verbindung mit der Kernlosigkeit und der mehrmonatigen Lebensdauer trotz größter mechanischer Beanspruchung, verschafft dem Erythrocyten seine einzigartige biologische Stellung.

Ziel des vorliegenden Kapitels ist die kurze Darstellung der wichtigsten biochemischen Veränderungen der reifenden erythropoietischen Zelle im Zusammenhang mit der Bildung von Hämoglobin, sowie die Diskussion einiger grundsätzlicher Aspekte der Hämoglobinsynthese. Aus mehreren Gründen haben diese Probleme Interesse gefunden. So ist keine Zelle der Untersuchung so leicht zugänglich wie der Erythrocyt, insbesondere der durch experimentelle Anämie erzeugte Reticulocyt. Der Zusammenbau des Hämoglobinmoleküls bildet den Abschluß der aufs engste gekoppelten Synthese von Globin und Häm [133]. Das Verständnis der wirksamen koordinierenden Mechanismen verspricht neben grundsätzlichen molekularbiologischen Erkenntnissen neue Einblicke in die Pathologie mancher Erkrankungen der Erythropoiese.

Eiweiß-Synthese. Struktur des Hämoglobins

Eine Zusammenfassung der Vorgänge bei der Proteinsynthese soll als Einleitung der nachfolgenden Ausführungen dienen. Zentrale Bedeutung haben die Desoxyribonucleinsäure (DNS) des Zellkerns und die cytoplasmatischen Ribonucleinsäuren (RNS). Die Basensequenz der DNS legt die Reihenfolge der zum Polypeptid aneinandergefügten Aminosäuren fest. Die Übertragung der Information der DNS auf die Messenger (m)-RNS wird als Transkriptionsvorgang bezeichnet. Die mRNS ist bezüglich ihrer Basensequenz das Duplikat eines bestimmten Genes auf dem DNS-Strang, mit der Ausnahme, daß Uracil das Thymidin ersetzt. Die eigentliche Proteinsynthese umfaßt eine Reihe komplizierter Prozesse, die unter dem Begriff der Translation zusammengefaßt werden. Die Polypeptidbildung erfolgt im Cytoplasma auf Ribosomen, die einem mRNS-Molekül angelagert sind. Ribosomen bestehen aus ribosomaler RNS und Eiweiß. Ein einzelner mRNS-Strang trägt typischerweise mehrere Ribosomen. Die Ribosomenzahl solcher Polysomen bestimmt deren Sedimentationskonstante, was die Fraktionierung durch Dichtegradient-Zentrifugation möglich macht (s. unten). Als erster Schritt treten die einzelnen Aminosäuren mit einer wei-

teren RNS-Species, der Transfer (t)-RNS in Verbindung. Für jede Amino-
säure bestehen eine oder mehrere spezifische tRNS-Typen. In der durch die
mRNS diktierten und von der tRNS gelesenen Reihenfolge vollzieht sich
auf den Ribosomen die Aneinanderreihung der Aminosäuren, beginnend
mit dem aminoterminalen Ende und abschließend mit dem carboxylter-
minalen. Kritische, noch wenig geklärte Vorgänge, sind jene der Ketten-
Initiation und -Termination. Menge und Umsatzrate der mRNS gelten
allgemein als die wichtigsten limitierenden Faktoren der Proteinsynthese.
In Bakterien liegt die Halbwertszeit der mRNS in der Größenordnung von
Minuten; für die Zellen der Mäuseleber wurde sie mit 2 Std angegeben
[241]. Es wird damit verständlich, daß die Bildung von Eiweiß in den
meisten Zellen an die Präsenz eines funktionierenden Zellkerns gebunden
ist. Die diesbezügliche Sonderstellung der erythropoietischen Zelle erhellt
aus der Fähigkeit des kernlosen Reticulocyten, weiterhin Hämoglobin zu
produzieren, was die Existenz stabiler Ribonucleinsäuren, insbesondere
langlebiger mRNS, voraussetzt. Hämoglobin ist das am besten untersuchte
Protein überhaupt. Es stellt ein Tetramer dar aus zwei Paaren identischer
Polypeptidketten, von der jede ein Hämmolekül trägt. Das menschliche
Hämoglobin A ist zum Beispiel aus je zwei α- und β-Ketten zusammen-
gesetzt, bestehend aus 141 bzw. 146 Aminosäuren. Auch die Tertiärstruktur
des Hämoglobinmoleküls ist weitgehend bekannt (s. bei [144]).

Cytochemische Veränderungen
während der erythropoietischen Differenzierung

Als erster hat Thorell an den Riesenzellen des Salamandra maculosa
mikrospektrophotometrische Messungen der wichtigsten chemischen Konstituenten des reifenden Erythroblasten durchgeführt [238, 239]. Seine Befunde sind später für Säuger [101], Vögel [46], Amphibien [102] und Rep-
tilien [224] vollumfänglich bestätigt und vor allem durch autoradiographische Untersuchungen erweitert worden. Die unreifsten identifizierbaren
erythropoietischen Zellen sind gekennzeichnet durch hohen Gehalt und
Konzentration an RNS sowie Nicht-Hämproteinen und intensive RNS-
Synthese. Im polychromatischen Erythroblasten erreicht der Proteingehalt
seinen Tiefpunkt, um dann infolge der Anreicherung von Hämoglobin
wieder massiv zuzunehmen [101]. Die Hämoglobinbildung nimmt auch im
kernlosen Reticulocyten ihren Fortgang. Dabei sistiert die RNS-Synthese
endgültig auf der Stufe des basophilen Erythroblasten. Charakteristisch ist
demnach die zeitliche Dissoziation zwischen der rasch erlöschenden Aktivität
des Kerns in bezug auf die RNS-Produktion und der anhaltenden inten-
siven Hämoglobinbildung. Die letztere wird tatsächlich schon kurze Zeit
nach ihrer Induktion von der Synthese neuer RNS unabhängig. Dies geht
hervor aus der fehlenden Hemmwirkung von Actinomycin, einem Inhibitor

der DNS-abhängigen RNS-Synthese. In einer frühen Phase der erythropoietischen Differenzierung also wird die „Maschinerie" für den Aufbau des Pigmentbestandes bereitgestellt. Aus dem Gesagten wird auch die zeitliche Dissoziation der Kernfunktion ersichtlich. Der zu Beginn dominierenden metabolischen Aktivität folgt die wiederum limitierte mitotische, abgeschlossen durch Ausstoßung oder permanente Inaktivierung (bei Vögeln und niederen Vertebraten). Die erythropoietische Zelle hat die Präsenz stabiler Ribonucleinsäuren mit jenen Zellen gemeinsam, die auf ähnliche Weise ihre eigene Substanz weitgehend in ein einziges Produkt transformieren. Dies gilt für die Zellen der Linse und der Vogelfeder [223] sowie die Plasmacytomzelle [50].

Reticulocytenmaturation und Hämoglobinsynthese

Aus dem Vorangegangenen geht hervor, daß die Regulation der Hämoglobinsynthese nicht nur auf dem Niveau der Transkription, sondern gerade während der Phase ihrer größten Intensität auf jenem der Translation zu suchen ist. Es handelt sich dabei kaum um eine Regulation im Sinne der Adaptation an die quantitativen Bedürfnisse des Organismus. Diese wird durch die Zahl der gebildeten Zellen wirksam (s. Kapitel 3). Wesentlich ist vielmehr die Koordination der Häm- und Globinsynthese, eine Voraussetzung zur optimalen Zellreifung. Die meisten Studien zu diesem Gegenstand wurden an Reticulocyten durchgeführt. Im Verlauf der Transformation des Reticulocyten in den reifen Erythrocyten gehen die cellulären Strukturen und Enzymsysteme, die notwendig sind, für die Hämoglobinsynthese verloren. Mit einer Reihe von in vitro- und in vivo-Techniken sind einzelne dieser Vorträge, wie der Verlust von Ribonucleinsäure und Ribosomen sowie die Abnahme der Häm- und Globinsynthese mehrfach und von verschiedenen Autorengruppen untersucht worden. In eigenen Studien wurden die genannten vier Parameter der Zellmaturation zum ersten Mal gleichzeitig in vivo verfolgt und der morphologischen Reticulocytenreifung gegenübergestellt ([115], Abb. 40). Neben der Darstellung der Ergebnisse konzentriert sich der vorliegende Abschnitt auf die Besprechung des Abbaus des Eiweißsynthese-Apparates selbst. Dessen Beziehungen zur Abnahme der Häm- und Globinbildung und die Implikationen für die Hämoglobinsynthese selbst, werden zur Hauptsache im nachfolgenden Abschnitt diskutiert.

Das verwendete experimentelle System bestand wiederum in der polycythämischen Ratte, austauschtransfundiert mit reticulocytenreichem Blut anämischer Spendertiere. Die Untersuchungen umfaßten die morphologische Verschwinderate der Reticulocyten, die Veränderung der Ribosomen-Zusammensetzung und die auf die Einzelzelle bezogene Ribonucleinsäuremenge, sowie den Verlust zur Fähigkeit der cellulären Eiseninkorporation und des

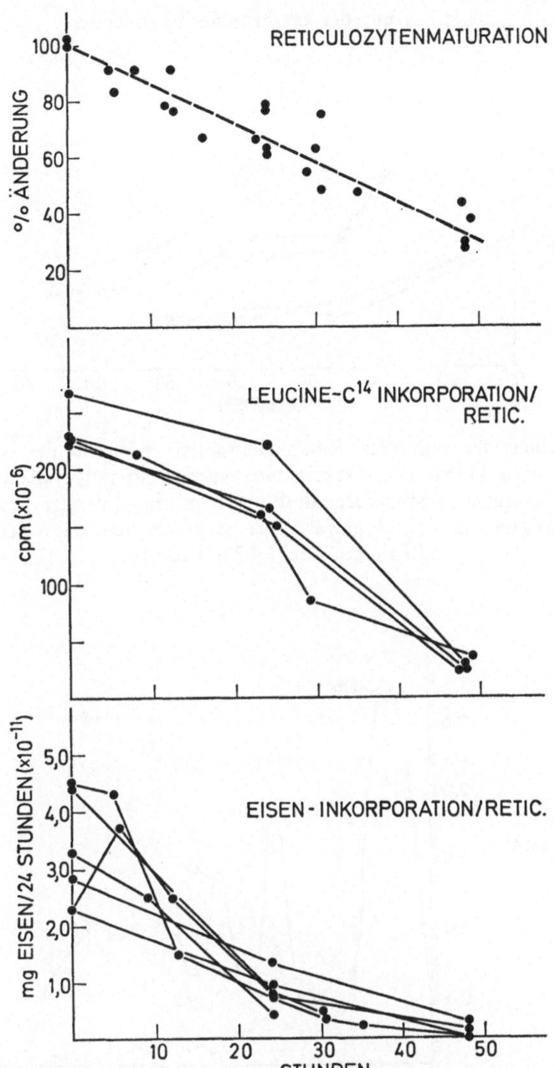

Abb. 40. Reticulocytenmaturation in vivo und a) ^{14}C-Leucininkorporation in celluläres Protein pro Reticulocyt, sowie b) Eiseninkorporation pro Reticulocyt. Polycythämische Ratten wurden austauschtransfundiert mit Blut anämischer Spender nach vorgängiger Erhöhung des Hämatokrits auf 65% durch Entfernung von Plasma. Während der folgenden 48 Std ließ sich durch wiederholte Herzpunktion Blut bis zu insgesamt 10 ml ohne Aktivierung der endogenen Erythropoiese gewinnen. *^{14}C-Leucininkorporation:* gleiche Volumina (0,4 ml) gewaschener Zellen und einer Aminosäurenmischung [148] wurden mit 0,5 µc ^{14}C-Leucin (200 mc/mM) bei 37° C inkubiert. Nach 20 min wurden 0,025 ml der Mischung in 5% Trichloressigsäure überführt. Es folgte die wiederholte Waschung des Präcipitates vor und nach Lösung in 0,5 ml NaOH 1 N und anschließende Trocknung in Äther. Nach erneuter Auflösung wurde das Material auf Nickel Planchtets überführt und die Aktivität in einem Beckman Sharp Low Background Beta Gasflow Counter bestimmt. *Eiseninkorporation pro Reticulocyt:* Vorgehen wie beschrieben in der Legende zu Abb. 33 [115]

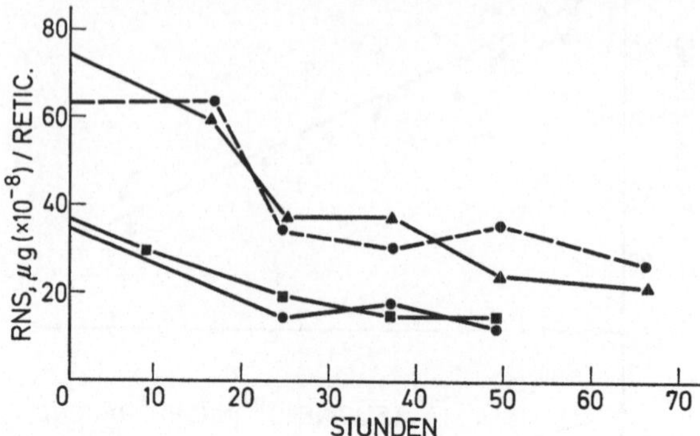

Abb. 41. Abnahme der cellulären Ribonucleinsäuren während der Reticulocytenmaturation in vivo [115]. Die Experimente wurden an polycythämischen Tieren durchgeführt, austauschtransfundiert mit Blut anämischer Spender (s. Abb. 40). Die Messungen erfolgten an 0,5 ml gewaschener Erythrocyten nach der von Burka modifizierten Orcinol-Methode [42]

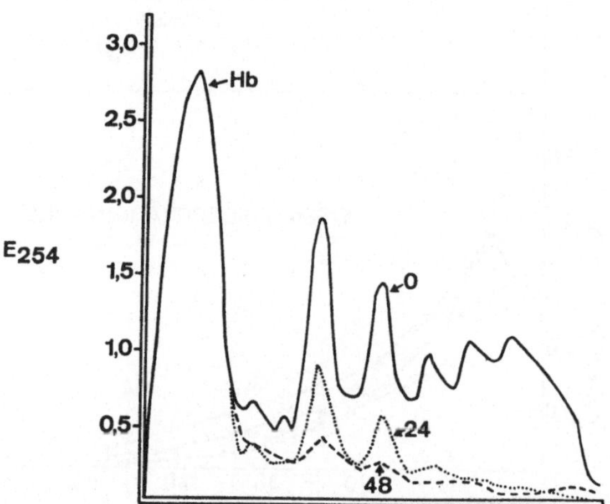

Abb. 42. Die Profile der Reticulocytenribosomen nach 0, 24 und 48 Std Maturation in vivo. Die Tiere wurden auf gleiche Weise vorbereitet wie angegeben in der Legende zu Abb. 40. Nach Entnahme des Blutes wurden die Zellen in NKM-Lösung [148] gewaschen. 0,5 ml Erythrocyten wurden mit demselben Volumen 0,01 M Trispuffer (pH 7,4, enthaltend 0,1 M KCN und 0,003 M $MgCl_2$) vermischt, in Aceton-Trockeneis gefroren und im gleichen Trispuffer (1 Volumen) wieder aufgetaut und vollständig lysiert. Es folgte die Zentrifugation (20 000·g, 10 min) und die Überschichtung eines 4,8 ml 10—30% Succhrose Dichtegradienten im gleichen Trispuffer mit 0,2 ml des Überstandes. Anschließend Zentrifugation bei 39 000 rpm für 60 min (Spinco SW-39 Rotor, Spinco Modell L Ultrazentrifuge). Die Gradienten wurden von oben (links in Abbildung) nach unten entleert (Modell 180 ISCO Dichtegradient Fraktionator), verbunden mit der kontinuierlichen Messung der Extinktion bei 254 mµ Isoc UA-2 Analyser) [115]

Leucin-Einbaus in celluläres Protein. Früher dargestellte Befunde bestätigend, dauerte die Reticulocytenmaturation ungefähr 3 Tage (Abb. 6). Sie war begleitet vom graduellen Verlust der cellulären Ribonucleinsäuren (Abb. 41). Die Initialwerte schwankten zwischen $33—72 \cdot 10^{-8}$ µg pro Reticulocyt mit einem Mittel von ungefähr $50 \cdot 10^{-8}$ µg. Der nach Angaben von Burka [41] berechnete Mittelwert für Reticulocyten Phenylhydrazin-behandelter Kaninchen beträgt $15 \cdot 10^8$ µg. Die Unterschiede mögen speciesbedingte Variationen oder auch die technischen Schwierigkeiten der exakten Bestimmung reflektieren.

Die Fraktionierung mit dem Succhrose-Dichtegradient resultierte in guter Trennung von Einzelribosomen und Polysomen verschiedener relativer Dichte. Die planimetrische Analyse der Ribosomenprofile ergab das auffallende Ergebnis, daß nach 24 und 48 Std das Verhältnis von Einzelribosomen zu Polysomen gegenüber dem Ausgangswert praktisch keine Veränderung erfuhr (Abb. 42); über die gleiche Zeitspanne erlosch die Hämoglobinsynthese weitgehend (Abb. 40). Wurden die Reticulocyten unmittelbar vor der Lysierung mit ^{14}C-Leucin inkubiert und anschließend die Ribosomen isoliert, so fand sich die Radioaktivität praktisch ausschließlich mit den Polysomen assoziiert. Dies war auch nach 24 bzw. 48 Std in vivo-Maturation der Fall (Abb. 43), ein Befund, der die Polysomen als Ort der intensivsten Proteinsynthese bestätigt (u. a. [156]).

Im Gegensatz zu der von uns beobachteten proportionalen Verminderung von Ribosomen und Polysomen im Verlaufe der in vivo-Maturation des Reticulocyten sahen in vitro die meisten Untersucher eine stetige Verschiebung von größeren zu kleineren Ribosomenaggregaten und die zunehmende Akkumulation von Einzelribosomen [55, 157, 209]. Es wurde daraus der Schluß gezogen, daß das Einzelribosom eine obligate Zwischenstufe im Abbau der Ribonucleoproteide darstellt, welcher mit der Anreicherung niedermolekularer Substanzen in der extracellulären Flüssigkeit endet [20, 253]. Verschiedene in vivo-Systeme, welche den physiologischen Verhältnissen zweifellos näherkommen, ergaben allerdings Resultate, welche mit den hier gezeigten in Einklang stehen [39, 94, 194]. Der Grund für den beschleunigten Polysomenzerfall in vitro ist nicht bekannt. Immerhin ist der Polysomen-stabilisierende Effekt von Häm gut dokumentiert (s. unten) [103, 247, 248, 266], welcher in vitro infolge der absinkenden Eisenkonzentration (eigene Beobachtung) und der damit erlöschenden Hämsynthese rasch wegfallen dürfte.

Die Ursache für den physiologischen Ribosomenzerfall ist nicht bekannt. In erster Linie wird die Aktivierung von Ribonucleasen erwogen. Tatsächlich ist vor kurzem über eine Hemmung der Ribonucleaseaktivität in erythropoietischen Zellen durch Häm berichtet worden [43]. Allerdings zieht fehlende Hämsynthese nicht notwendigerweise den Zerfall des Proteinsyntheseapparates nach sich [222], s. unten). Ribonucleaseaktivität ist im

Reticulocytenstroma zwar nachweisbar [20, 214], die mit den Polysomen verbundene Aktivität aber äußerst gering [229]. Eine noch nicht genau definierte Bedeutung scheint dem Magnesium zuzukommen, welches in Reticulocyten in wesentlich höherer Konzentration vorliegt als in Erythrocyten [93]. Die proteinsynthetisierende Aktivität der Polysomen wird durch

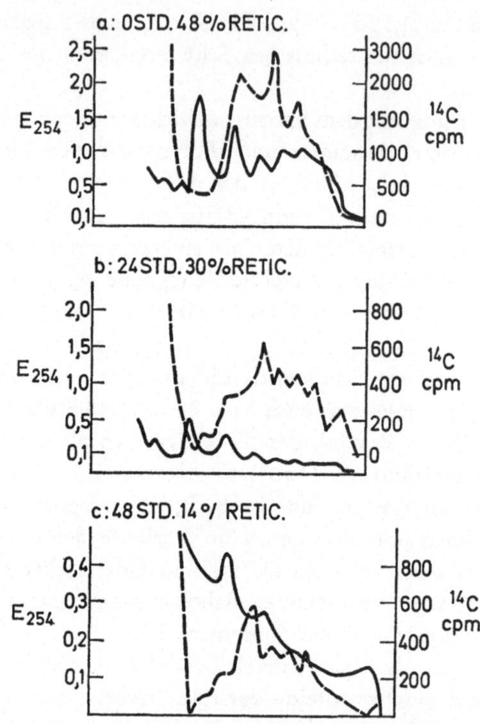

Abb. 43. Ribosomenprofile und proteinsynthetische Aktivität der Ribosomen während der Reticulocytenmaturation in vivo. Gleiches Vorgehen wie angegeben in der Legende zu Abb. 42. Vor der Fraktionierung wurden die Reticulocyten während 15 min mit ^{14}C-Leucin inkubiert. Mengen von 5 Tropfen des Dichtegradienten wurden kontinuierlich gesammelt und die Aktivität in einem Packard Tri-Carb Liquid Scintillationszähler bestimmt [115]

Magnesiumionen gefördert [213], und nach wiederholten Magnesiuminjektionen wurde beim Kaninchen eine Verlängerung der Reticulocytenmaturationszeit beobachtet [165]. Für die Regulation des RNS-Stoffwechsels des Reticulocyten ist offenbar auch die Verteilung der intracellulären RNS nicht ohne Bedeutung. Von Burka u. Mitarb. wurde kürzlich gezeigt, daß beinahe 1/3 der RNS in fester Verbindung mit der Membran steht. Diese membrangebundene Fraktion scheint sich durch erhöhte Stabilität auszuzeichnen [40, 221]. Im Zusammenhang mit der abnehmenden Proteinsynthese, parallel zum Abfall der cellulären RNS, ist schließlich die Frage nach den individuellen Abbauraten der drei RNS-Fraktionen von Interesse. Die ribosomale RNS und die tRNS mit $3/4$ bzw. $1/4$ des Gesamtbestandes die Hauptfraktionen der cellulären RNS, sind dank der unterschiedlichen Molekulargewichte leicht zu trennen. Im Reticulocyten scheint die tRNS stabiler als die Ribosomen. Im allgemeinen wird allerdings die Aktivität der Proteinsynthese, wenn RNS-Synthes fehlt, der mRNS-Aktivität gleichgesetzt [223, 224]. Die Isolierung von mRNS aus Kaninchenreticulocyten soll kürzlich erstmals gelungen sein [136]; quantitativ wird ihr Anteil auf $1-2\%$ des cellulären RNS-Bestandes geschätzt. Die Auffassung, daß die mRNS stets den limitierenden Faktor für die Proteinsynthese darstellt, trifft wahrscheinlich nicht vollumfänglich zu. Rowley trennte durch Zentrifugation junge und alte Reticulocyten, isolierte ihre Ribosomen und verglich deren Fähigkeit, aus Phenylalanin in Gegenwart von Polyuridylsäure als künstlichem Messenger, Polyphenylalanin zu synthetisieren [214]. Dabei erwiesen sich die „alten" Ribosomen als weniger aktiv, was auf eine geringere Bindung an die Polyuridylsäure, sowie eine Verlangsamung der Kettenbildung zurückgeführt wurde.

Unsere eigenen Befunde sind allerdings mit einer verminderten Leistungsfähigkeit alternder Ribosomen schwer vereinbar. Nach 0, 24 und 48 Std Maturation in vivo waren die spezifischen Aktivitäten der Polysomen, ausgedrückt als Quotient der planimetrierten Flächen unter den Radioaktivitäts- und Extinktionskurven der Ribosomenprofile, praktisch unverändert (Abb. 43). Dabei betrug der Ribosomengehalt nach 24 Std noch 35% des Ausgangswertes, die Proteinsyntheseaktivität aber immer noch 75% [115]. Dies bedeutet nichts anderes als eine Intensivierung der Proteinsynthese, bezogen auf das einzelne Ribosom. Wenn bestätigt, muß aus diesem Befund die Beschleunigung der Translation während der Reifung des Reticulocyten angenommen werden.

Die vergleichenden Untersuchungen der Kapazität des in vivo reifenden Reticulocyten, Eisen zu inkorporieren und Leucin in celluläres Protein einzubauen, zeigten einen eindrücklichen Unterschied. Während der ersten 24 Std sank die Eisenaufnahme auf 28% des Initialwertes, die Leucinaufnahme aber auf lediglich 75% (Abb. 40). Da der Reticulocyt kaum ein anderes Protein bildet als Hämoglobin, ist Leucinaufnahme gleichbedeutend mit Globinsynthese. Es wurde schon gezeigt, daß Reticulocyten das aufgenommene Radioeisen rasch und vollständig in Häm inkorporieren (Kapitel 7). Damit darf die Radioeisenaufnahme der Hämsynthese gleichgesetzt werden. Die zeitliche Dissoziation des Abfalls der Fähigkeit der Häm- und Globinbildung steht damit fest. Die Implikationen dieses Befundes für die Regulation der Hämoglobinsynthese kommen im folgenden Abschnitt zur Sprache.

Die Beziehung zwischen der Häm- und der Globinsynthese

Seit den Untersuchungen von Kruh u. Borsook ist bekannt, daß Reticulocyten Häm und Polypeptidketten in molarem Verhältnis synthetisieren
[133]. Die enge Koppelung der Bildung der Konstituenten des Hämoglobinmoleküls stand damit fest. Eine wesentliche Grundlage dieser Koppelung
wurde klar, nachdem London u. Mitarb. zeigten, daß Häm seine eigene
Synthese hemmt, die Globinsynthese hingegen fördert [38, 127]. In der
Folge konzentrierte sich das Interesse auf die Regulation der Hämsynthese
einerseits und auf die Art der Interaktion von Häm und Globin anderer-
seits.

Der erste Schritt in der Biosynthese von Häm bildet die Reaktion von
Glycin-Pyridoxalphosphat mit Succinyl-Coenzym A zur δ-Aminolävulin-
säure (ALA), katalysiert durch die δ-Aminolävulinsäuresynthetase. Zwei
Moleküle ALA kondensieren zum Monopyrrol Porphobilinogen; aus vier
Pyrrolkernen entsteht der Porphyrinring. Den Abschluß bildet die Insertion
des Eisenatoms ins Protoporphyrin IX unter der enzymatischen Wirkung
der Ferrochelatase. Die Regulation dieses biosynthetischen Weges wurde
untersucht in bakteriellen Systemen [44, 143], in der Leber [99] und in
erythropoietischen Zellen [83, 127, 146, 147, 243]. Der Hemmeffekt von
Häm auf seine eigene Synthese fand ausnahmslos Bestätigung, wobei durch
ALA diese Inhibition neutralisiert wird. Häm greift demnach im Sinne des
Rückkoppelungsmechanismus als Endprodukt in seine eigene Bildung ein,
wobei die ALA-Synthetase die Schlüsselposition als „rate limiting enzyme"
einnimmt.

Die Beeinflussung der Aktivität der ALA-Synthetase durch Häm kann
durch indirekte Hemmung oder über Veränderung der Syntheserate erfolgen. Im ersten Falle wird die Inaktivierung durch allosterische Konfor-
mationsänderung des Enzymproteins angenommen, im zweiten die Hemmung des Strukturgens im Sinne der Gen-Repression. In Bakterien scheinen
beide Mechanismen zu operieren [44]; für die Leber sind Gründe für die
Gen-Repression geltend gemacht worden [99]. In der erythropoietischen
Zelle ist nach Inaktivierung des Kerns eine Änderung der Syntheserate der
ALA-Synthetase nicht denkbar und die direkte Inhibition des Enzyms
wahrscheinlich.

Die entscheidende Stellung der ALA-Synthetase für die Hämoglobinbildung geht hervor aus Untersuchungen an embryonalem Gewebe von
Küken [146, 147, 243, 254]. In isolierten Teilen des Blastoderms läßt sich
durch ALA die Hämoglobinsynthese vor ihrem physiologischen Beginn indu-
zieren. Dieser Effekt wird durch Puromycin verhindert, nicht aber durch
Actinomycin D. Es geht daraus zunächst hervor, daß außer der ALA-
Synthetase sämtliche Enzyme der Biosynthese von Häm präsent sind. Die

ausbleibende Hemmwirkung von Actinomycin setzt darüber hinaus das Vorhandensein von mRNS für Globin zu einem Zeitpunkt voraus, in dem noch kein Hämoglobin gebildet wird. Puromycin blockiert die Proteinsynthese durch Freisetzung unfertiger Polypeptidketten [95]. Der hemmende Puromycineffekt schließt deshalb einen quantitativ bedeutsamen, präformierten freien Globinpool aus. Der Schluß ist naheliegend, daß der Start der Hämoglobinsynthese im Hühnerembryo durch die Aktivierung des Strukturgens für die ALA-Synthetase erfolgt [148]. Es sei hier angefügt, daß die Regulation der Erythrocytenproduktion in Vögeln grundsätzlich gleicher Natur ist, wie bei den Säugern (also durch einen Rückkoppelungsmechanismus auf der Achse Sauerstoffspannung-Erythropoietin-Knochenmark [147].

Die Stimulation der Globinsynthese durch Häm ist von zahlreichen Untersuchern in sehr verschiedenen Systemen festgestellt worden [103, 108, 247, 266]. Nach bestätigten Befunden scheint dieser Effekt im intakten Reticulocyten bei adäquatem Eisenangebot allerdings zu fehlen [222]. Außerdem fördert bei Eisenmangel auch die Zugabe von Eisen die Globinbildung. Die Wirkung von Eisen läßt sich aber durch Desferrioxamin verhindern, jene von Häm nicht; auch ist Protoporphyrin viel weniger wirksam als Häm. Der Hämeffekt auf die Globinsynthese scheint damit spezifischer Natur zu sein [103]. Die Vermutung, daß die Präsenz von Häm für den Beginn der Globinbildung im embryonalen Gewebe Voraussetzung ist, wird nun ergänzt durch Beobachtungen, die darauf hinweisen, daß das Erlöschen der Globinsynthese im Reticulocyten Folge der sistierenden Hämsynthese ist. Es wurde bereits gezeigt, daß in Reticulocyten, die in vivo reifen, der Verlust zur Fähigkeit zum Aufbau des Häms jenem zur Globinsynthese zeitlich vorangeht (Abb. 40). Kürzlich wurde der Nachweis erbracht, daß die Proteinsynthese-„Maschinerie" während fortschreitender Reifung des Reticulocyten in vitro immer weniger ausgelastet ist [222]. So kann die Hämoglobinsynthese noch nach 20stündiger Inkubation durch Zugabe von Hämin signifikant gesteigert werden. Entzug der Aminosäuren bringt die Hämoglobinsynthese weitgehend zum Erliegen. Ihre Aktivität läßt sich aber in jedem Zeitpunkt nach Zufügen der Peptidbausteine auf das Niveau der Kontrollen zurückbringen. Im Gegensatz dazu ist der Zusammenbruch der Hämoglobinbildung schon nach kurzdauerndem Fehlen von Transferrin-Eisen durch Behebung des Mangels nicht mehr reparabel, ohne weiteres indessen durch Hämin.

Quantitativ bedeutsame Globinsynthese erfordert die Gegenwart von Häm. Dieses ist limitierend für die Hämoglobinbildung. Das vorzeitige Erlöschen der Hämsynthese ist ungeklärt. Topographisch lokalisiert sich die Hämsynthese in die Mitochondrien. Tatsächlich fehlen jenen Reticulocyten intakte Mitochondrien, die zwar noch reichlich Polysomen enthalten, aber kein Protein mehr bilden [166]. Dies gibt zur Vermutung Anlaß, daß der

Untergang dieser Organellen mitverantwortlich ist an der Beendigung des Hämoglobinisierungsprozesses.

Wann tritt Häm mit der Polypeptidkette in Verbindung? Die Beantwortung dieser Frage ist von kritischer Bedeutung für das Verständnis der Wirkung von Häm auf die Bildung von Globin. Sie ist so wenig gelöst wie die meisten hier zur Diskussion stehenden Probleme. Es ist indessen unwahrscheinlich, daß sich Häm bereits mit den auf dem Ribosomen-mRNS tRNS-Komplex entstehenden Polypeptidketten verbindet. Im intakten Kaninchenreticulocyten ist wohl über die Assoziierung von ^{59}Fe-Häm mit den Polysomen berichtet worden; diese Verbindung blieb allerdings unter Puromycin, das die unfertigen Peptidketten freisetzt, bestehen [248]. Winslow und Ingram beobachteten eine Verlangsamung der Kettenbildung in jener Region, wo das Hämmolekül eingebaut wird und hielten als Ursache die Häminsertion für möglich [256]. Neuerdings ist die inkonstante Syntheserate der Ketten allerdings bezweifelt worden [120]. Bei Inkubationen hämolysierter Kaninchenreticulocyten mit ^{3}H-Leucin, einem spezifischen Globinbaustein und ^{14}C-ALA, das in den Prophyrinring eingebaut wird, ließ sich trotz hoher ^{3}H-Aktivität nie ^{14}C-Aktivität in der PeptidyltRNS-Fraktion nachweisen. Außerdem schien die bereits erwähnte Polysomenstabilisierung durch Häm Folge der Ketten-Initiation zu sein. So führte Puromycin in Gegenwart von Häm zur Abnahme der Polypeptidkettenbildung, aber nicht zum Zerfall der Polysomen; Natriumfluorid hingegen, das die Initiation verhindert, bewirkte den sofortigen Zusammenbruch der Proteinsynthese und der Polysomen [174]. Die Annahme, daß der Hämeffekt zu Beginn der Kettensynthese wirksam ist, findet Unterstützung durch die Beobachtung, daß Hämin den aminoterminalen Valineinbau in die α- und β-Polypeptidkette von Kaninchenreticulocyten spezifisch fördert; beide Ketten besitzen am aminoterminalen Ende ein Valinmolekül [266].

Der Zusammenbau des Hämoglobinmoleküls

Die Kenntnis über die Sequenz des Aufbaus des Hämoglobinmoleküls aus seinen Bestandteilen verspricht weitere wichtige Aufschlüsse über die Regulation seiner Synthese. Es scheint, daß sich die vier Polypeptidketten und die vier Hämmoleküle nicht gleichzeitig zum Tetramer verbinden. Heywood u. Mitarb. wiesen als erste nach, daß erythropoietische Zellen einen kleinen Überschuß an α-Ketten bilden [114]. Winterhalter und Huehns fanden im Erythrocyten geringe Mengen freien Globins mit der Formel $\alpha\beta$, also als Dimer [257]. Chasing Experimente [261] sowie die hohe spezifische Aktivität dieser freien Ketten nach kurzer Inkubation von Reticulocyten mit markierten Aminosäuren [237] lassen den Schluß ziehen,

daß es sich um biosynthetische Vorläufer von Hämoglobin handelt. Wird
isoliertes Globin in vitro in verschiedenen molaren Verhältnissen mit
Hämin inkubiert, so entstehen Hämoglobintetramere von verschiedener
Sättigung mit Hämin [259]. Zuerst verbinden sich die α-Ketten mit der
prosthetischen Gruppe [260]. Es wurde daraus der Schluß gezogen, daß
die Affinität von Häm zu den α-Ketten größer ist als zu den übrigen Ketten. Dieser selektiven Affinität wurde eine entscheidende Rolle in der
Koordination der Hämoglobinsynthese auf dem Niveau der Translation
zuerkannt [260].

Literaturverzeichnis

1. Adamson, J. W., Alexanian, R., Martinez, C., Finch, C. A.: Erythropoietin excretion in normal man. Blood **28**, 354 (1966).
2. — The erythropoietin/hematocrit relationship in normal and polycythemic man: Implications for marrow regulation. Blood **32**, 597 (1968).
3. Aiden, P., Leibman, A.: Citrate-mediated exchange of Fe^{3+} among transferrin molecules. Biochem. Biophys. Res. Commun. **32**, 220 (1968).
4. Alfrey, C. P., Jr., Lynch, E. C., Whitley, C.: Differences in human ferritin isolated from human bone marrow, reticulocytes, spleen and liver. Blood **26**, 889 (1965) (Abstract).
5. Allen, D. W., Jandl, J. H.: Kinetics of intracellular iron in rabbit reticulocytes. Blood **15**, 71 (1960).
6. Alpen, E. L., Cranmore, D.: Observations on the regulation of erythropoiesis and on cellular dynamics by ^{59}Fe autoradiography. In: Kinetics of cellular proliferation. Ed.: F. Stohlman Jr. New York-London: Grune & Stratton 1959, p. 290.
7. Ambs, E.: Morphologische Charakteristika der Erythrocyten und ihre Bedeutung für funktionelle Vorgänge des roten Systems. Wien. klin. Wschr. **72**, 569 (1960).
8. — Über große und hämoglobinreiche Reticulocyten in der Krise von Anämien. Schweiz. med. Wschr. **90**, 413 (1960).
9. Anderson, H. M., Turner, J. C.: Preparation and the hemoglobin content of red cell „ghosts". Nature **183**, 112 (1959).
10. Austoni, M. E.: Autoradiographic studies on iron-59 turnover by erythroid cells in rat bone marrow. Proc. Soc. exp. Biol. (N. Y.) **85**, 48 (1954).
11. — Cytoautography ^{59}Fe uptake by bone marrow cells. I. Normal human erythroblasts and young erythrocytes. Proc. Soc. exp. Biol. (N. Y.) **92**, 6 (1956).
12. Baldini, M., Pannacciulli, I.: The maturation rate of reticulocytes. Blood **15**, 614 (1960).
13. Barker, J. E.: Development of the mouse hematopoietic system. I. Types of hemoglobin produced in embryonic yolk sac and liver. Develop. Biol. **18**, 14 (1968).
14. Beams, H. W., Kessel, R. G.: Electron microscope and ultracentrifugation studies on the rat reticulocyte. Amer. J. Anat. **118**, 471 (1966).
15. Becker, J. H., Spengler, D.: Die Verdünnungsanämie. Tierexperimentelle Untersuchungen über den Einfluß des Blutvolumens auf die Erythrocytenregulation. Acta haemat. (Basel) **35**, 1 (1966).
16. Belcher, E. H., Courtenay, V. D.: Studies of ^{59}Fe uptake by rat reticulocytes in vitro. Brit. J. Haemat. **5**, 268 (1959).
17. Berlin, N. I., Lotz, C.: Lifespan of the red blood cell of the rat following actue hemorrhage. Proc. Soc. exp. Biol. (N. Y.) **78**, 788 (1951).
18. — Waldmann, T. A., Weissmann, S. M.: Life span of red blood cell. Physiol. Rev. **39**, 577 (1959).

19. Berlin, R.: Estimation of the life span of erythrocytes by determination of the reticulocyte maturation time in vivo. Scand. J. Lab. Clin. Med. **2,** 37 (1950).
20. Bertles, J. F., Beck, W. S.: Biochemical aspects of reticulocyte maturation. I. Fate of the ribonucleic acid. J. biol. Chem. **237,** 3770 (1962).
21. Bessis, M. C., Breton-Gorius, J.: Iron particles in normal erythroblasts and normal and pathological erythrocytes. J. biophys. biochem. Cytol. **3,** 503 (1957).
22. — — Thiery, J. P.: Rôle possible de 'hémoglobine accompagnant le noyau des érythroblastes dans l'origine de la stercobiline éliminée précocement. C. R. Acad. Sci. (Paris) **252,** 2300 (1961).
23. — — Iron metabolism in the bone marrow as seen by electron microscopy: A critical review. Blood **19,** 635 (1962).
24. Beutler, E.: Iron content of haemoglobin in iron deficiency. Nature (Lond.) **181,** 837 (1958).
25. Bishop, G., Prentice, T. C.: Separation of rabbit red cells by density in a bovine serum albumin gradient and correlation of red cell density with age after in vivo labeling with ^{59}Fe. J. cell. comp. Physiol. **67,** 197 (1966).
26. Bishop, J. O.: Effect of puromycin and sodium fluoride on reticulocyte ribosomal monomers and subribosomal particles. Arch. Biochem. **125,** 449 (1968).
27. Bocci, V.: Life-span and membrane properties of erythrocytes. Experientia **24,** 626 (1968).
28. Borsook, H., Lingrel, J. B., Scaro, J. L., Millette, R. L.: Synthesis of haemoglobin in relation to the maturation of the erythroid cells. Nature (Lond.) **196,** 347 (1962).
29. — Ratner, K., Tattrie, B., Teigler, D., Lajtha, L. G.: Effect of erythropoietin in vitro which simulates that of a massive dose in vivo. Nature (Lond.) **217,** 1024 (1968).
30. Bothwell, T. H., Finch, C. A.: Iron metabolism. Boston: Little, Brown & Co. 1962.
31. — Mallett, B.: The determination of iron in plasma or serum. Biochem. J. **59,** 599 (1955).
32. Bozzini, C. E.: Influence of the erythroid activity of the bone marrow on the plasma disappearance of injected erythropoietin in dogs. Nature (Lond.) **209,** 1140 (1966).
33. Brecher, G.: New methylene blue as reticulocyte stain. Amer. J. Path. **19,** 895 (1949).
34. — Stohlman, F., Jr.: Reticulocyte size and erythropoietic stimulation. Proc. Soc. exp. Biol. (N. Y.) **107,** 887 (1961).
35. — — The macrocytic response to erythropoietin stimulation. In: Erythropoiesis. Eds.: L. O. Jacobson and M. A. Doyle. New York: Grune & Stratton 1962, p. 206.
36. Brown, J. R., Altschuler, N., Cooper, J. A. D.: Erythropoietic effect of red blood cell components and hemerelated compounds. Proc. Soc. exp. Biol. (N. Y.) **112,** 840 (1963).
37. Bruce, W. R., McCulloch, E. A.: The effect of erythropoietic stimulation on the hemopoietic colony forming cells of mice. Blood **23,** 216 (1964).
38. Bruns, G. P., London, I. M.: The effect of hemin on the synthesis of globin. Biochem. biophys. Res. Commun. **18,** 236 (1965).
39. Burka, E. R., DeBellis, R.: Ribosome and polyribosome disappearance during in vivo erythroid maturation. Nature (Lond.) **213,** 724 (1967).

40. Burka, E. R., Schreml, W., Kick, C. J.: Membrane-bound ribonucleic acid in mammalian erythroid cells. Biochemistry **6**, 2840 (1967).
41. — The distribution of RNA and ribosomes in reticulocytes. Biochem. biophys. Acta (Amst.) **166**, 672 (1968).
42. — Determination of ribosenucleic acid in nonnucleated erythroid cells. J. Lab. clin. Med. **68**, 833 (1966).
43. — Hemin: An inhibitor of erythroid cell ribonuclease. Science **162**, 1287 (1968).
44. Burnham, B. F., Lascelles, J.: Control of porphyrin biosynthesis through a negative-feedback mechanism. Studies with preparations of δ-aminolaevulate synthetase and δ-aminolaevulate dehydratase from Rhodospseudomonas spheroides. Biochem. J. **87**, 462 (1963).
45. Burwell, E. L., Brickley, B. A., Finch, C. A.: Erythrocyte life span in small animals. Comparison of two methods employing radioiron. Amer. J. Physiol. **172**, 718 (1953).
46. Cameron, I. L., Prescott, D. M.: RNA and protein metabolism in the maturation of the nucleated chicken erythrocytes. Exp. Cell Res. **30**, 609 (1963).
47. Card, R. T., Valberg, L. W.: Characteristics of shortened survival of stress erythrocytes in the rabbit. Amer. J. Physiol. **213**, 566 (1967).
48. Chapman, R. G., Schaumburg, L.: Glycolysis and glycolytic enzyme activity of aging red cells in man. Brit. J. Haemat. **13**, 665 (1967).
49. Clark, P., Walsh, R. J.: Haem synthesis in vitro. Studies with mammalian and avian erythrocytes. Aust. J. exp. Biol. med. Sci. **38**, 135 (1960).
50. Cohn, M.: Natural history of the myeloma. Cold Spring Harbor Symp. Quant. Biol. **32**, 211 (1967).
51. Cole, R. J., Hunter, J., Paul, J.: Hormonal regulation of prenatal haemoglobin synthesis by erythropoietin. Brit. J. Haemat. **14**, 477 (1968).
52. Contrera, J. F., Gordon, A. S.: The renal erythropoietic factor. I. Studies on its purification and properties. Ann. N. Y. Acad. Sci. **149**, 114 (1968).
53. Crosby, W. H.: Siderocytes and the spleen. Blood **12**, 165 (1957).
54. — Treatment of haemochromatosis by energetic phlebotomy. One patient's response to the letting of 55 litres of blood in 11 month. Brit. J. Haemat. **4**, 82 (1958).
55. Danon, D., Civadelli, L.: Ribosome shift in the coldfree lysate during analysis of maturing reticulocyte ribosomes. Biochem. biophys. Res. Commun. **30**, 717 (1968).
56. Deiss, A., Kurth, D., Cartwright, G. E., Wintrobe, M. M.: Experimental production of siderocytes. J. Clin. Invest. **45**, 353 (1966).
57. Donati, R. M., Warnecke, M. A., Gallagher, N. I.: In vivo reticulocyte radioiron assimilation. J. Nucl. Med. **7**, 928 (1966).
58. Erslev, A.: Erythropoietin in vitro. II. Effect on „stem cells". Blood **24**, 331 (1964).
59. Erslev, A. J., McKenna, P. J., Capelli, J. P., Hamburger, R. J., Cohn, H. E., Clark, J. E: Rate of red cell production on two nephrectomized patients. Arch. Int. Med. **122**, 230 (1968).
60. — — Effect of splenectomy on red cell production. Ann. Int. Med. **67**, 990 (1967).
61. — The role of erythropoietin in the control of red cell production. Medicine (Baltimore) **43**, 661 (1964).
62. Faber, M., Falbe-Hansen, I.: Non haem iron in erythrocytes as a precursor for haemoglobin. Nature (Lond.) **184**, 1043 (1959).

63. Falbe-Hansen, I., Lothe, K.: In vivo incorporation of ^{59}Fe into non haem iron and hemoglobin of red blood cells. Acta physiol. scand. **54**, 97 (1962).

64. Fantoni, A., Banks, A., Marks, P. A.: Globin composition and synthesis in developing fetal mice erythroid cells. Science **157**, 1327 (1967).

65. Feldman, M., Bleiberg, I.: Studies on the feedback regulation of haemopoiesis. In: Cell differentiation. Eds.: A. V. S. De Reuck and J. Knight. London: Ciba Found. Symp. 1967, p. 79.

66. Felicetti, L., Columbo, B., Baglioni, C.: Assembly of hemoglobin. Biochim. biophys. Acta (Amst.) **129**, 380 (1966).

67. Filmanovicz, E., Gurney, C. W.: Studies on erythropoiesis. XVI. Response to a single dose of erythropoietin in polycythemic mouse. J. Lab. Clin. Med. **57**, 65 (1961).

68. Finch, C. A., Coleman, D. H., Motulsky, A. G., Donohue, D. M., Reiff, R. H.: Erythrokinetics in pernicious anemia. Blood **11**, 807 (1956).

69. — Hanson, M. L., Donohue, D. M.: Kinetics of erythropoiesis. A comparison of response to anemia induced by phenylhydrazine and by blood loss. Amer. J. Physiol. **197**, 761 (1959).

70. — Deubelbeiss, K., Cook, J. D., Eschbach, J. W., Harker, L. A., Funk, D. D., Marsaglia, G., Hillman, R. S., Slitcher, S., Adamson, J. W., Ganzoni, A., Giblett, E. R.: Ferrokinetics in man. Medicine **49**, 17 (1970).

71. Finne, P. H.: Erythropoietin in concentrates of urine from healthy persons. Brit. med. J. **1965 I**, 697.

72. Fischer, S.: Studies on the mechanism and site of action of erythropoietin. Eds.: L. O. Jacobson and M. A. Doyle. New York: Grune & Stratton 1962, p. 204.

73. Fisher, J. W., Lajtha, L. G., Butoo, A. S., Porteus, D. D.: Direct effects of erythropoietin on the isolated perfused hind limb of rabbits. Brit. J. Haemat. **11**, 342 (1965).

74. Fletcher, J., Huehns, E. R.: Significance of the bindung of iron by transferrin. Nature (Lond.) **215**, 584 (1967).

75. — — Function of transferrin. Nature (Lond.) **218**, 1211 (1968).

76. Fornaini, G.: Biochemical modifications during the life span of the erythrocyte. Ital. J. Biochem. **16**, 257 (1967).

77. Fried, W., Kilbridge, T., Krantz, S., McDonald, T. P., Lange, R. D.: Studies on extrarenal erythropoietin. J. Lab. Clin. Med. **73**, 244 (1969).

78. Fryers, G. R., Berlin, N. I.: Mean red cell life of rats exposed to reduced barometric pressure. Amer. J. Physiol. **171**, 465 (1952).

79. Gabuzda, T. G., Gardner, F. H.: Observations on ^{59}Fe labeled bone marrow ferritin. Blood **29**, 770 (1967).

80. — Schuman, M. A., Silver, R. K., Lewis, H. B.: Erythropoietic kinetics in sheep studied by means of induced changes in hemoglobin phenotype. J. clin. Invest. **47**, 1895 (1968).

81. Gallagher, N. I., Lange, R. D.: Response to erythropoietin. Proc. Soc. exp. Biol. (N. Y.) **10**, 422 (1962).

82. Gallien-Lartigue, O., Goldwasser, E.: On the mechanism of erythropoietin-induced differentiation. I. The effects of specific inhibitors on hemoglobin synthesis. Biochim. biophys. Acta (Amst.) **103**, 319 (1965).

83. Gallo, R. S.: The inhibitory effect of heme on heme formation in vivo: Possible mechanism for the regulation of hemoglobin synthesis. J. clin. Invest. **46**, 124 (1967).

84. Ganzoni, A. M.: Iron uptake and heme synthesis in rat reticulocytes. Quantitative considerations. Helv. med. Acta **34**, 416 (1968).

85. Ganzoni, A. M., Hillman, R. S., Finch, C. A., Maturation of the macro-reticulocyte. Brit. J. Haemat. 16, 119 (1969).
86. — Eisen-Dextran intravenös: Therapeutische und experimentelle Möglichkeiten. Schweiz. med. Wschr. 100, 301 (1970).
87. — Plasma iron turnover and reticulocyte iron uptake in the anemic rat. In preparation.
88. — Erythrokinetics in the growing rat. In preparation.
89. — Unveröffentlichte Untersuchungen.
90. Garcia, J. F.: Changes in blood, plasma and red cell volume in the male rat, as a function of age. Amer. J. Physiol. 190, 19 (1957).
91. — Erythropoietic response to hypoxia as a function of age in the normal male rat. Amer. J. Physiol. 190, 25 (1957).
92. — Van Dyke, D. C.: Response of rats of various ages to erythropoietin. Proc. Soc. exp. Biol. (N. Y.) 106, 585 (1961).
93. Ginsburg, S., Smith, J. G., Ginsburg, F. M., Readorn, J. Z., Aikawa, J. K.: Magnesium metabolism of human and rabbit reticulocytes. Blood 20, 722 (1962).
94. Glowacki, E. R., Millette, R. L.: Polyribosomes and the loss of hemoglobin synthesis in the maturing reticulocyte. J. molec. Biol. 11, 116 (1965).
95. Goldberg, I. H.: Mode of action of antibiotics. II. Drugs affecting nucleic acid and protein synthesis. Amer. J. Med. 39, 722 (1965).
96. Goldwasser, E., Kung, C. K. H.: Progress in the purification of erythropoietin. Ann. N. Y. Acad. Sci. 149, 49 (1968).
97. Gordon, A. S., LoBlue, J., Dornfest, B. S., Cooper, G. W.: Reticulocyte and leucocyte release from isolated perfused rat legs and femurs. Wie 35, p. 321.
98. — Cooper, G. W., Zanjani, E. D.: The kidney and erythropoiesis. Sem. Hemat. 4, 337 (1967).
99. Granick, S.: The induction in vitro of the synthesis of δ-aminolaevulinic acid synthesis in chemical porphyria: A response to certain drugs, sex hormones, and foreign chemicals. J. biol. Chem. 241, 1359 (1966).
100. Grant, W. C., Root, W. S.: Fundamental stimulus for erythropoiesis. Physiol. Rev. 32, 449 (1952).
101. Grasso, J. A., Woodward, J. W., Swift, H.: Cytochemical studies of nucleic acids and proteins in erythrocytic development. Proc. nat. Acad. Sci. (Wash.) 50, 134 (1963).
102. — — The relationship between RNA synthesis and hemoglobin synthesis in amphibian erythropoiesis. J. Cell Biol. 31, 279 (1966).
103. Grayzel, A. I., Hörchner, P., London, I. M.: The stimulation of globin synthesis by heme. Proc. nat. Acad. Sci. (Wash.) 55, 650 (1966).
104. Greenough, W. B., Peters, T., Thomas, E. D.: An intracellular protein intermediate for hemoglobin formation. J. clin. Invest. 41, 1116 (1962).
105. Hallinan, T., Eden, E., North, R.: The structure and composition of rat reticulocytes. I. The ultrastructure of reticulocytes. Blood 20, 547 (1962).
106. Halvorsen, S.: Plasma erythropoietin levels in cord blood and in blood during the first weeks of life. Acta paediat (Uppsala) 52, 425 (1963).
107. Hammel, C. L., Bessman, S. P.: Control of hemoglobin synthesis by oxygen tension in a cell-free system. Arch. Biochem. 110, 622 (1965).
108. — — Heme stimulation of globin synthesis in a cell free system. Science 160, 1080 (1966).
109. Hanna, I. R. A., Tarbutt, R. G., Lamerton, L. F.: Shortening of the cell-cycle time of erythroid precursors in response to anaemia. Brit. J. Haemat. 16, 381 (1969).

110. Harker, L. A.: Megakaryocyte quantitation. J. clin. Invest. 47, 452 (1968).

111. Harriss, E. B., Blecher, E. H.: Radioisotope techniques in the study of red cell life span in experimental animals. IX. Inter. Congr. Roentgen. 1958, p. 905.

112. Heilmeyer, L., Westhäuser, R.: Reifungsstudien an überlebenden Reticulocyten und ihre Bedeutung für die Schätzung der täglichen Hämoglobinproduktion in vivo. Z. Klin. Med. 121, 361 (1932).

113. — Plötner, K.: Das Serumeisen und die Eisenmangelkrankheit. Jena: Fischer 1937.

114. Heywood, J. D., Karon, M., Weissman, S.: Studies of the kinetics of alpha and beta hemoglobin chain synthesis. J. Lab. Clin. Med. 67, 246 (1966).

115. — Ganzoni, A. M., Hillman, R. S.: Hemoglobin synthesis during in vivo maturation of the rat reticulocyte. Submitted to publication.

116. Hillman, R. S., Giblett, E. R.: Red cell membrane alteration associated with "marrow stress". J. clin. Invest. 44, 1730 (1965).

117. — Adamson, J., Burka, E.: Characteristics of vitamin B_{12} correction of the abnormal erythropoiesis in pernicious anemia. Blood 31, 419 (1968).

118. Hosain, F., Finch, C. A.: Ferrokinetics: A study of transport iron in plasma. J. Lab. Clin. Med. 64, 905 (1964).

119. Huehns, E. R., Shooter, E. M.: Human haemoglobins. J. Med. Genet. 2, 48 (1965).

120. Hunt, T., Hunter, T., Munro, A.: Control of haemoglobin synthesis: Distribution of ribosomes on the messenger RNA for α- and β-chains. J. molec. Biol. 36, 31 (1968).

121. Hunter, J. A., Paul, J.: Haemoglobins of the foetal and adult rat: sites of synthesis and the effects of erythropoietin. J. Embryol. exp. Morph. 21, 361 (1969).

122. Jacobson, L. O., Marks, E. K., Gaston, E. O.: Studies on erythropoiesis. XII. The effect of transfusion-induced polycythemia in the mother on the fetus. Blood 14, 644 (1959).

123. Jandl, J. H.: Sequestration of reticulocytes and of abnormal red cells by filtration at low pressures. J. clin. Invest. 37, 905 (1958) (Abstract).

124. — Inman, J. K., Simmons, R. L., Allen, D. W.: Transfer of iron from serum iron binding prtein to human reticulocytes. J. clin. Invest. 38, 161 (1959).

125. — Katz, J. H.: The plasma-to-cell cycle of transferrin. J. clin. Invest. 42, 314 (1963).

126. Jepson, J. H.: Endocrine control of maternal and fetal erythropoiesis. Canad. med. Ass. J. 98, 844 (1968).

127. Kariban, D., London, I. M.: Control of heme synthesis by feedback inhibition. Biochem. biophys. Res. Commun. 18, 343 (1965).

128. Katz, R., Cooper, G. W., Gordon, A. S., Zanjani, E. D.: Studies on the site of production of erythropoietin. Ann. N. Y. Acad. Sci. 149, 120 (1968).

129. Keighley, G., Lowy, P. H.: Actinomycin and erythropoiesis and the production of erythropoietin in mice. Blood 27, 637 (1966).

130. Killmann, S.-A.: On the size of normal human reticulocytes. Acta med. scand. 176, 529 (1964).

131. Koller, F.: Die Erythropoese bei perniziöser Anämie mit besonderer Berücksichtigung der quantitativen Verhältnisse. Dtsch. Arch. Klin. Med. 184, 569 (1939).

132. Krantz, S. B., Goldwasser, E.: On the mechanism of erythropoietin-induced differentiation. II. The effect on RNA synthesis. Biochim. biophys. Acta (Amst.) 103, 325 (1965).
133. Kruh, J., Borsook, H.: Haemoglobin synthesis in rabbit reticulocytes in vitro. J. biol. Chem. 220, 905 (1956).
134. Labardini, J., Sanchez-Médal, L., Arriga, L., Lopez, D., Smith, J. F.: Hemolysis and erythropoiesis. IV. Effect of hemolysates on the erythropoiesis of normal, starved and polycythemic rats. J. Lab. Clin. Med. 72, 419 (1968).
135. Labbé, R. F., Nishida, G.: A new method of hemin isolation. Biochem. biophys. Acta (Amst.) 26, 437 (1957).
136. Labrie, F.: Isolation of a RNA with the properties of haemoglobin messenger. Nature (Lond.) 221, 1217 (1969).
137. Lajtha, L. G., Suit, H. D.: Uptake of radioiron (^{59}Fe) by nucleated red cells. Brit. J. Haemat. 1, 55 (1955).
138. — Oliver, R.: Studies on the kinetics of erythropoiesis: A model of the erythron. In: Haemopoiesis. Eds.: G. E. Wolstenhome and M. O'Connor. Ciba Found. Symp. London: J. and A. Churchill Ltd. 1960, p. 289.
139. — Recent studies in erythroid differentiation and proliferation. Medicine (Baltimore) 43, 625 (1964).
140. — Cytokinetics and regulation of progenitor cells. J. cell. comp. Physiol. 67, 133 (1966).
141. Lamerton, L. F., Belcher, E. H., Harriss, E. B.: Blood uptake of ^{59}Fe in studies of red cell production. In: Kinetics of cellular proliferation. Section V: Kinetics of the regulation of red cell production, Ed.: F. Stohlman, Jr. New York-London: Grune & Stratton 1959, p. 301.
142. Landaw, S. A., Winebell, H. S.: In vivo studies of red blood cell life span distribution using ^{14}CO production. Clin. Res. 15, 106 (1967).
143. Lascelles, J.: Tetrapyrrole biosynthesis and its regulation. New York: W. A. Benjamin, Inc. 1964.
144. Lehmann, H., Carrell, R. W.: Variations in the structure of human haemoglobin. Brit. med. Bull. 25, 14 (1969).
145. Leif, R. C., Vinograd, J.: The distribution of buoyant density of human erythrocytes in bovine albumin solutions. Proc. nat. Acad. Sci. (Wash.) 51, 520 (1964).
146. Levere, R. D., Granick: S.: Control of hemoglobin synthesis in the cultured chick blastoderm by δ-aminolevulinic acid synthetase: increase in the rate of hemoglobin formation with δ-aminolevulinic acid. Proc. nat. Acad. Sci. (Wash.) 54, 134 (1965).
147. — Granick, S.: Control of hemoglobin synthesis in the cultured chick blastoderm. J. biol. Chem. 242, 1903 (1967).
148. Lingrel, J. B., Borsook, H.: A comparison of aminoacid incorporation into hemoglobin and ribosomes of marrow erythroid cells and circulating reticulocytes of severely anemic rabbits. Biochemistry 2, 309 (1963).
149. London, I. M., Shemin, D., Rittenberg, D.: In vitro synthesis of heme in human red blood cells of sickle cell anemia. J. biol. Chem. 173, 797 (1948).
150. — — — Synthesis of heme in vitro by the immature non-nucleated mammalian erythrocyte. J. biol. Chem. 183, 749 (1950).
151. Lord, B. I.: Haemopoietic changes in the rat during growth and during continuous gamma-irradiation of the adult animal. Brit. J. Haemat. 11, 525 (1965).
152. — Erythropoietic cell proliferation during recovery from acute haemorrhage. Brit. J. Haemat. 13, 160 (1967).

153. Lowenstein, L. M.: Studies on reticulocyte division. Exp. Cell Res. **17**, 336 (1959).

154. — The mammalian reticulocyte. Int. Rev. Cytol. **8**, 135 (1959).

155. Lucarelli, G., Howard, D., Stohlman, F., Jr.: Regulation of erythropoiesis. XV. Neonatal erythropoiesis and the effect of nephrectomy. J. clin. Invest. **43**, 2195 (1964).

156. Marks, P. A., Rifkind, R. A., Danon, D.: Polyribosomes and protein synthesis during reticulocyte maturation in vitro. Proc. nat. Acad. Sci. (Wash.) **50**, 336 (1963).

157. — Burka, E. R., Conconi, F. M., Perl, W., Rifkind, R. A.: Polyribosome dissociation and formation in intact reticulocytes with conservation of messenger ribonucleic acid. Proc. nat. Acad. Sci. (Wash.) **53**, 1437 (1965).

158. Matioli, G. T., Eylar, E H.: The biosynthesis of apoferritin by reticulocytes. Proc. nat. Acad. Sci. (Wash.) **52**, 508 (1964).

159. Mazur, A., Bazes, S., Shorr, E.: The mechanism of iron release from ferritin as related to its biological properties. J. biol. Chem. **213**, 147 (1955).

160. — Green, S., Carleton, A.: Mechanism of plasma iron incorporation into hepatic ferritin. J. biol. Chem. **235**, 595 (1960).

161. — Carleton, A.: Relation of ferritin iron to heme synthesis in marrow and reticulocytes. J. biol. Chem. **238**, 1817 (1963).

162. McCulloch, E. A., Till, J. E., Siminovitch, L.: The role of independent and dependent stem cells in the control of hemopoietic and immunologic responses. In: Methodological approaches to the study of leukemias. Ed.: V. Defendi. Philadelphia: The Wistar Institute Press 1965.

163. McCuskey, R. S.: Erythropoietin: effect on the living fetal hepatic microvascular system in situ. Life Sci. **6**, 2129 (1967).

164. — Dynamic microscopic anatomy of the fetal liver. III. Erythropoiesis. Anat. Rec. **161**, 267 (1968).

165. Merritt, J. A., Desforges, J. F.: Effect of magnesium on reticulocyte maturation. J. Lab. Clin. Med. **70**, 452 (1967).

166. Miller, A., Mannsbach, A. B.: Electron microscopic autoradiography of rabbit reticulocytes inactive in protein synthesis. Science **151**, 3713 (1966).

167. Millette, R. L., Glowacki, E. R.: In vivo maturation of immature reticulocytes transfused into a normal rabbit. Nature (Lond.) **204**, 1207 (1964).

168. Mitus, W. J., Toyama, K., Brauer, M. J.: Erythrocytosis, juxtaglomerular apparatus, and erythropoietin in the course of experimental unilateral hydronephrosis in rabbits. Ann. N. Y. Acad. Sci. **149**, 107 (1968).

169. Morgan, E. H., Carter, G.: Plasma iron and iron binding capacity levels in health and disease: with an improved method for the estimation of plasma iron concentration and total iron binding capacity. Aust. Ann. Med. **9**, 209 (1960).

170. — Laurell, C. B.: Studies on the exchange of iron between transferrin and reticulocytes. Brit. J. Haemat. **9**, 471 (1963).

171. — The interaction between rabbit, human and rat transferrin and reticulocytes. Brit. J. Haemat. **10**, 442 (1964).

172. — Huehns, E. R., Finch, C. A.: Iron reflux from reticulocytes and bone marrow cells in vitro. Amer. J. Physiol. **210**, 579 (1966).

173. Moore, M. A. S., Owen, J. J. T.: Stem-cell migration in developing myeloid and lymphoid systems. Lancet **1967 II**, 658.

174. Morris, A. J., Liang, K.: Interaction of globin and heme during hemoglobin biosynthesis. Arch. Biochem. **125**, 468 (1968).

175. Moss, F.: Adaptation of the cytochromes of aerobacter aerogenes in response to environmental oxygen tension. Aust. J. exp. Biol. med. Sci. **34**, 395 (1956).
176. Myhre, E.: Iron uptake and hemoglobin synthesis by human erythroid cells in vitro. Scand. J. Clin. Invest. **16**, 212 (1964).
177. Naets, J. P., Wittek: M.: Erythropoiesis in anephric man. Lancet **1968 I**, 1941.
178. — — Effect of erythroid hyperplasia on the disappearance rate of erythropoietin in the dog. Acta haemat. (Basel) **39**, 42 (1968).
179. Najean, Y., Dresch, C., Adraillou, N., Bernard, J.: Iron metabolism study of different kinetic models in normal conditions. Amer. J. Physiol. **213**, 533 (1967).
180. Nakao, K., Miura, Y., Takaku, F.: In vitro effect of erythropoietin on the spleen of the polycythemic mouse. Blood **27**, 646 (1966).
181. Nathan, D. G., Schupak, E., Stohlman, F., Jr.: Erythropoiesis in anephric man. J. clin. Invest. **43**, 2158 (1964).
182. Neuberger, A., Niven, J. S. F.: Haemoglobin formation in rabbits. J. Physiol. **112**, 292 (1951).
183. Nizet, A.: Vitesse de maturation des réticulocytes chez l'homme normal in vitro et in vivo. Acta Biol. Belg. **2**, 170 (1942).
184. — Observations sur les conditions de libération des hématies à partir de la moelle osseuse. Acta Biol. Belg. **3**, 313 (1943).
185. Noyes, W. D., Domm, B. M., Willis, L. C.: Regulation of erythropoiesis. I. Erythropoietin assay as a clinical tool. Blood **20**, 9 (1962).
186. — Hosain, F., Finch, C. A.: Incorporation of radioiron into marrow heme. J. Lab. Clin. Med. **64**, 574 (1964).
187. Oakes, R., Ganzoni, A., Hillman, R. S.: Red cell hemoglobin loss. A phenomenon of aging. Clin. Res. **16**, 123 (1968).
188. O'Grady, L. F., Lewis, J. P., Trobough, F. E., Jr.: The effect of erythropoietin on differentiated erythroid precursors. J. Lab. Clin. Med. **71**, 693 (1968).
189. Paoletti, C., Durand, M.: Absence de consomation de la sidérophiline au cours de la synthèse de l'hémoglobine in vitro. Rev. franç. Étud clin. Biol. **3**, 259 (1958).
190. Paul, J., Hunter, J. A.: DNA synthesis is essential for increased haemoglobin synthesis in response to erythropoietin. Nature (Lond.) **219**, 1362 (1968).
191. Peacock, W. C., Evans, R. D., Irvine, J. W., Jr., Good, W. M., Kapp, A. F., Weiss, S., Gibson, J. G.: The use of two radioctive isotopes of iron in tracer studies of erythrocytes. J. clin. Invest. **25**, 605 (1946).
192. Perretta, M., Tirapegni, C.: Effect of erythropoietin on nucleic acid metabolism from polycythemic rat bone marrow. Experientia **24**, 680 (1968).
193. Persons, E. L.: Studies on red blood cell diameter. III. The relative diameter of immature (reticulocytes) and adult red blood cells in health and anemia, especially in pernicious anemia. J. clin. Invest. **7**, 615 (1929).
194. Phillips, G. R.: Haemoglobin synthesis and polysomes in intact reticulocytes. Nature (Lond.) **205**, 567 (1965).
195. Pinheiro, P., Leblond, C. P., Droz, B.: Synthetic capacity of reticulocytes as shown by radioautography after incubation with labeled precursors of protein or RNA. Exp. Cell Res. **31**, 517 (1963).
196. Pinto, B.: Effect of erythropoietin on red cell differentiation binding of erythropoietin to DNA. Experientia **24**, 489 (1968).
197. Piomelli, S., Lurinsky, G., Wasserman, L. R.: The mechanism of cell aging. I. Relationship between cell age and specific gravity evaluated by ultracentrifugation in a discontinuous gradient. J. Lab. Clin. Med. **69**, 659 (1967).

198. Policard, A., Bessis, M.: Sur un mode d'incorporation des macromolécules par la cellule, visible au microscope électronique — la rhophéocytose. C. R. **246**, 3194 (1958).
199. Pollycove, M., Mortimer, R.: The quantitative determination of iron kinetics and hemoglobin synthesis in human subjects. J. clin. Invest. **40**, 753 (1961).
200. — Maqsood, H.: Existence of an erythropoietic labile iron pool in animals. Nature (Lond.) **194**, 152 (1962).
201. Ponka, P., Neuwirt: Regulation of iron entry into reticulocytes. I. Feedback inhibitory effect of heme on iron entry into reticulocytes and on heme synthesis. Blood **33**, 690 (1969).
202. Powsner, E. R., Berman, L.: Effect of erythropoietin on DNA synthesis by erythroblasts in vitro. Blood **30**, 189 (1967).
203. Primosigh, J. V., Thomas, E. D.: Studies on the partition of iron in bone marrow cells. J. clin. Invest. **47**, 1473 (1968).
204. Rand, R. P.: Mechanical properties of the red cell membrane. II. Viscoelastic breakdown of the membrane. Biophys. J. **4**, 303 (1964).
205. Reiff, R. H., Nutter, J. Y., Donohue, D. M., Finch, C. A.: The relative number of marrow reticulocytes. Amer. J. clin. Path. **30**, 199 (1958).
206. Reissmann, K. R.: Studies on the mechanism of erythropoietic stimulation in parabiotic rats during hypoxia. Blood **5**, 372 (1950).
207. Reizenstein, P. G., Ogata, K.: Haemoglobin content of rat reticulocytes formed during rapid blood regeneration. Acta med. scand. **159**, 439 (1957).
208. Riddle, M. C.: Pernicious anemia. Blood regeneration during early remission. Arch. Int. Med. **46**, 417 (1930).
209. Rifkind, R. A., Danon, D., Marks, P.: Alterations in polyribosomes during erythroid cell maturation. J. Cell Biol. **22**, 599 (1964).
210. Robinson, S. H., Tsong, M., Brown, B. W., Schmid, R.: The sources of bile pigment in the rat: Studies of the "early labeled" fraction. J. clin. Invest. **45**, 1569 (1966).
211. — Lester, R., Crigler, J. F., Tsong, M.: Early-labeled peak of bile pigment in man. New Engl. J. Med. **277**, 1323 (1967).
212. Rosse, W. F., Waldmann, T. A.: Factors controlling erythropoiesis in birds. Blood **27**, 654 (1966).
213. Rowley, P. T., Morris, J. A.: Protein synthesis in the maturing reticulocyte. J. biol. Chem. **242**, 1533 (1967).
214. Rudolph, W., Perretta, M.: Effects of erythropoietin on ^{14}C-formate uptake by spleen and bone marrow nucleic acids of erythrocyte-transfused mice. Proc. Soc. exp. Biol. (N. Y.) **124**, 1041 (1967).
215. Salas, M., Smith, J. F., Sanches-Médal, L., de Rodrigues, E., Labardini, J.: The effect of hemolysates in increasing the ^{59}Fe hemoglobin incorporation in rats. Med. Exp. **8**, 159 (1963).
216. Sanchez-Médal, L., Labardini, J., Loria, A.: Hemolysis and erythropoiesis. I. Influence of intraperitoneal administration of whole hemolysates on the recovery of bled dogs, as measured by changes in the total erythrocytic volume. Blood **21**, 586 (1963).
217. — — Hemolysis and erythropoiesis. II. The effect of hemolysis and hemolysates on erythropoiesis. Ann. N. Y. Acad. Sci. **149**, 377 (1968).
218. Schmid, R., Gilbertsen, A. S.: Fundamental observations in production of compensatory polycythemia in a case of patent ductus arteriosus with reversed blood flow. Blood **10**, 247 (1955).
219. Schooley, J. C., Garcia, J. F.: Immunologic studies on the mechanism of action of erythropoietin. Proc. Soc. exp. Biol. (N. Y.) **110**, 636 (1962).

220. Schooley, J. C.: Responsivness of hematopoietic tissue to erythropoietin in relation to the time of administration and duration of action of the hormone. Blood **25**, 795 (1965).

221. Schreml, W., Burka, E. R.: Properties of membrane-bound ribosomes in reticulocytes. J. biol. Chem. **243**, 3573 (1968).

222. Schulman, H. M.: Hemoglobin synthesis during rabbit reticulocyte maturation in vitro. Biochem. biophys. Acta (Amst.) **155**, 253 (1968).

223. Scott, R. B., Bell, E.: Protein synthesis during development: Control through messenger RNA. Science **145**, 711 (1964).

224. — Malt, R. A.: Stable messenger RNA in nucleated erythrocytes. Nature (Lond.) **208**, 497 (1965).

225. Seip, M.: Reticulocyte studies. Acta med. Scand. 1, Suppl. 282 (1953).

226. Seno, S., Miyarara, M., Asakuva, H., Ochi, O., Matsuoka, K., Toyama, T.: Macrocytosis resulting from early denucleation of erythroid precursors. Blood **24**, 582 (1964).

227. Sondhaus, C. A.: The hemoglobin content of single erythrocytes in cell aging and hematopoietic disturbance. Berkely: UCRL — 8203 Biol. Med. Univ. Calif. 1958.

228. — Thorell, B.: Microspectrophotometric determination of nonheme iron in maturing erythroblasts and its relationship to the endocellular hemoglobin formation. Blood **16**, 1285 (1960).

229. Stavy, L., Feldman, M., Elson, D.: On ribonuclease activity in reticulocyte ribosomes. Biochem. biophys. Acta (Amst.) **91**, 606 (1964).

230. Stohlman, F., Jr., Rath, C. E., Rose, J. C.: Evidence for humoral regulation of erythropoiesis: studies on a patient with polycythemia secondary to regional hypoxia. Blood **9**, 721 (1954).

231. — Brecher, G.: Humoral regulation of erythropoiesis. V. Relationship of plasma erythropoietin level to bone marrow activity. Proc. Soc. exp. Biol. (N. Y.) **100**, 40 (1959).

232. — Humoral regulation of erythropoiesis. VII. Shortened survival of erythrocytes produced by erythropoietin or severe anemia. Proc. Soc. exp. Biol. (N. Y.) **107**, 884 (1961).

233. — Lucarelli, G., Howard, D., Morse, B., Leventhal, B.: Regulation of erythropoiesis. XVI. Cytokinetic patterns in disorders of erythropoiesis. Medicine (Baltimore) **43**, 651 (1964).

234. — Ebbe, S., Morse, B., Howard, D., Donovan, J.: Regulation of erythropoiesis. XX. Kinetics of red cell production. Ann. N. Y. Acad. Sci. **149**, 156 (1968).

235. Tarbutt, R. G.: A study of erythropoiesis in the rat. Exp. Cell Res. **48**, 473 (1967).

236. — Cell population kinetics of the erythroid system in the rat. The response to protracted anaemia and to continuous γ-irradiation. Brit. J. Haemat. **16**, 9 (1969).

237. Tavill, A. S., Grayzel, A. I., London, I. M., Williams, M. K., Grace, A.: The role of heme in the synthesis and assembly of hemoglobin. J. biol. Chem. **243**, 4987 (1968).

238. Thorell, B.: Studies on the formation of cellular substances during blood cell production. London: Henry Kimpton 1947.

239. — Cytochemistry of red blood cell maturation. Folia haemat. (Lpz.) **78**, 275 (1962).

240. Till, J. E., McCulloch, E. A.: A direct measurement of the radiation sensitivity of normal mouse bone marrow cells. Radiat. Res. **14**, 213 (1961).

241. Trakatellis, A. C., Axelrod, A. E., Montjar, M.: Studies on liver messenger ribonucleic acid. J. biol. Chem. **239**, 4237 (1964).

242. Turnbull, A., Giblett, E. R.: The binding and transport of iron by transferrin variants. J. Lab. Clin. Med. **57**, 450 (1961).

243. Wainwright, S. D., Wainwright, C. K.: Regulation of the initiation of hemoglobin synthesis in the blood islands cells of chick embryos. II. Early onset and stimulation of hemoglobin formation induced by exogenous δ-aminolevulinic acid. Cadad. J. Boichem. **45**, 344 (1967).

244. Waller, H. D.: Biochemical determinants of red cell life span. Series haematol. **2**, 34 (1965).

245. Walsh, R. J., Thomas, E. D., Chow, S. K., Fluharty, R. G., Finch, C. A.: Iron metabolism. Heme synthesis in vitro by immature erythrocytes. Science **110**, 396 (1949).

246. Waxman, H. S., Rabinovitz, M.: Iron supplementation in vitro and the state of aggregation and function of reticulocyte ribosomes in hemoglobin synthesis. Biochem. biophys. Res. Commun. **19**, 538 (1965).

247. — — Control of reticulocyte ribosome content and hemoglobin synthesis by heme. Biochem. biophys. Acta (Amst.) **129**, 369 (1966).

248. — Freedman, M. C., Rabinovitz, M.: Studies with ^{59}Fe-labeled hemin on the control of polyribosome formation in rabbit reticulocytes. Biochem. biophys. Acta (Amst.) **145**, 353 (1967).

249. Weed, R. I., Reed, C. F., Berg, G.: Is hemoglobin an essential structural component of human erythrocyte membrane. J. clin. Invest. **42**, 581 (1963).

250. — — Membrane alterations leading to red cell destruction. Amer. J. Med. **41**, 681 (1966).

251. Weicker, H., Fichsel, H.: Das Reticulocytenvolumen. Klin. Wschr. **33**, 1074 (1955).

252. — Die hemi-homoplastische Teilung des Proerythroblasten — die Lösung des Stammzellproblems der Erythropoese. Folia haemat. (Lpz.) **74**, 49 (1956).

253. Wilner, T., Izak, G., Mager, J.: Observations on reticulocyte maturation. Irish J. med. Sci. **1**, 753 (1965).

254. Wilt, F. H.: Regulation of the initiation of chick embryo hemoglobin synthesis. J. molec. Biol. **12**, 331 (1965).

255. Winchell, H. S., Pollycove, M., Fisch, M., Lawrence, J. H.: Human reticulocyte kinetics. Clin. Res. **14**, 171 (1966).

256. Winslow, R. M., Ingram, V. M.: Peptide chain synthesis of human hemoglobins A and A2. J. biol. Chem. **241**, 1144 (1966).

257. Winterhalter, K. H., Huehns, E. R.: Free globin in red cells. J. clin. Invest. **42**, 995 (1963).

258. — — Preparation, properties, and specific recombination of $\alpha\beta$-globin subunits. J. biol. Chem. **239**, 3699 (1964).

259. — Sequence of linkage between the prostitic groups and the polypeptide chains of haemoglobin. Nature (Lond.) **211**, 932 (1966).

260. — Deranleau, D. A.: The structure of a hemoglobin carrying only two hemes. Biochemistry **6**, 3136 (1967).

261. — Heywood, D. J., Huehns, E. R., Finch, C. A.: The free globin in human erythrocytes. Brit. J. Haemat. **16**, 523 (1969).

262. Wintrobe, M. M.: Relation of variations in mean corpuscular volume to number of reticulocytes in pernicious anemia. J. clin. Invest. **13**, 669 (1934).

263. Wu, A. M., Till, J. E., Siminovitch, L., McCulloch, E. A.: A cytological study of the capacity for differentiation of normal hemopoietic colonyforming cells. J. Cell Physiol. **69**, 177 (1967).

264. Young, L. E., Lawrence, J. S.: Maturation and destruction of transfused human reticulocytes. Evaluation of reticulocyte experiments for the measurement of hemoglobin metabolism. J. clin. Invest. 24, 554 (1945).
265. Zail, S. S., Charlton, R. W., Torrance, J. D., Bothwell, T. H.: Studies on the formation of ferritin in red cell precursors. J. clin. Invest. 43, 670 (1964).
266. Zucker, W. V., Schulman, H. M.: Stimulation of globinchain initiation by hemin in the reticulocyte cell-free system. Proc. nat. Acad. Sci. (Wash.) 59, 582 (1968).

Sachverzeichnis

Herstellung: Konrad Triltsch, Graphischer Betrieb, 87 Würzburg

Experimentelle Medizin, Pathologie und Klinik

Die früheren Bände erschienen unter dem Reihentitel:

Pathologie und Klinik in Einzeldarstellungen